Antoine Joseph Pernety

Observations sur les maladies de l'âme

Elibron Classics
www.elibron.com

Elibron Classics series.

ISBN 0-543-99044-3 (paperback)
ISBN 0-543-99043-5 (hardcover)

This Elibron Classics Replica Edition is an unabridged facsimile
of the edition published in 1777, Berlin.

OBSERVATIONS

SUR

LES MALADIES DE L'AME

POUR SERVIR DE SUITE

AU TRAITÉ DE LA CONNOISSANCE DE L'HOMME MORAL PAR CELLE DE L'HOMME PHYSIQUE.

PAR LE MEME AUTEUR.

. . . . . *Vitiis nemo ſine naſcitur: optimus ille eſt,*
qui minimis urgetur.

Horat. Sat. 3. lib. 1. v. 68.

A BERLIN,
chez G. J. DECKER, Imprimeur du Roi. 1777.

AVANT-PROPOS.

L'ame a des maladies comme le corps; l'union de ces deux ſub-ſtances qui font l'homme, leur rend le plus ſouvent leurs maladies communes; elles en ont auſſi, qui paroiſſent leur être particulieres. Je ne m'arrêterai gueres à diſputer ſur leurs différences, à les comparer, à les apprécier: je ne prétends pas non plus eſſayer de les guérir; je ſais trop combien celles du corps, plus faciles à connoître, ſont difficiles à traiter. Je veux ſimplement rendre compte des obſervations que j'ai faites ſur les maladies de l'ame : ſi elles conduiſent à des remedes utiles, je me ſaurai gré d'y avoir contribué ; & cette gloire eſt la ſeule à laquelle j'aſpire.

OBSERVATIONS

SUR

LES MALADIES DE L'AME.

INTRODUCTION.

Les fonctions de l'entendement & les reſſorts de la volonté étant un effet de la méchanique des organes du corps avec lequel l'ame eſt entierement unie, il n'eſt pas ſurprenant que l'ame ait des maladies, qui lui ſoient communes avec celles du corps. Le pouvoir des cauſes phyſiques ſur celui-ci eſt inconteſtable. Il ſe fait ſentir également ſur l'ame, mais au moyen du corps. Il eſt bon d'obſerver que je ne parle pas ici de l'eſſence de l'ame, mais ſeulement de ſes facultés actives & de leurs fonctions; comme je ne considere pas le corps dans ses principes élémentaires, mais dans ses visceres, dans ses organes & dans le jeu de ses ressorts.

Ce sont des causes matérielles qui forcent l'ame & le corps à exercer des fonctions conformes à leur nature; car elles modifient, pour ainsi dire, l'ame en disposant ses penchans, ses inclinations, ses goûts & sa volonté, par les variations qu'elles font subir au corps, en affectant ses fibres & ses organes. Il seroit aisé de faire voir les défauts des opérations de l'entendement & de la volonté, qui dépendent des vices de l'organisation; mais je ne veux pas répéter ce que j'en ai dit dans la seconde partie de mon Traité de la connoissance de l'homme moral par celle de l'homme physique. Je dirai seulement que quoique l'ame soit une substance raisonnable, spirituelle & immortelle, elle est cependant aidée ou contrainte dans ses opérations par des causes vraiment méchaniques; & qu'elle est souvent détournée de ses fonctions, ou comme modifiée, indépendamment de sa volonté. Combien voit-on d'exemples de personnes devenues comme stupides par la seule cause d'empêchement dans la circulation du sang dans quelques visceres? On en voit aussi tous les jours se montrer plus spirituelles après avoir bu un verre de vin de plus qu'à l'ordinaire; d'autres devenir d'une mélancolie affreuse par le seul effet du vent de Sud-Est, que les Italiens nomment *Siroco*. On peut voir les exemples frappans qu'en rapporte Mr. Brydone, dans la premiere lettre de ſon Voyage en Sicile & à Malte. Si cette cauſe phyſique duroit, cette maladie de l'ame, appellée hypocondrie, augmenteroit au point de finir par la folie, degrés ſucceſſifs, qui dépendent abſolument de l'économie animale plus ou moins affectée & viciée. Lorſque ce vent ceſſe & que celui du Nord lui ſuccede, on ſent reparoître ſa bonne humeur, ſa gaieté ordinaire, qui s'évanouira de nouveau ſitôt que le Siroco ſouflera. Tous ces changemens de l'état & de l'aſſiette de l'ame, qui font ſes maladies, n'operent rien ſur ſon eſſence; elle n'en eſt pas moins un eſprit, quoique la manifeſtation de la perfection de ſes facultés ſoit empêchée par le défaut des diſpoſitions actuelles du corps, occaſionnée par des cauſes purement phyſiques, qui agiſſent ſur ſon organiſation, & non ſur ſes principes élémentaires.

Qu'eſt-ce que l'eſprit? ſe demandoit à lui-même le célebre Fléchier, dans ſon Oraiſon funebre de Mad. de Montauſier. Qu'eſt-ce que l'eſprit, dont l'homme paroît ſi vain? Si nous le conſidérons ſuivant la nature, c'eſt un feu, qu'une maladie, qu'un accident amortiſſent ſenſiblement; c'eſt un tempérament délicat, qui ſe déregle; une heureuſe conformation d'organes, qui s'uſe & s'altere; un aſſemblage & un certain mouvement d'eſprits, qui s'épuiſent & ſe diſſipent; c'eſt la partie la plus vive & la plus ſubtile de l'ame, qui ſemble vieillir avec le corps &c. Il ne conſidéroit donc l'eſprit que comme une faculté de l'ame miſe en action par les cauſes phyſiques. C'eſt dans ce ſens-là que je conſidere moi-même l'ame comme ſuſceptible d'altération dans ſa maniere d'être relative; conſéquemment ſujette à des maladies, qui la modifient, pour ainſi dire, quant à ſes opérations.

La douleur eſt la plus grande maladie de l'ame en général; je crois même qu'il n'y a que celle-là, ou du moins qu'elle eſt le principe de toutes les autres. Etre malade, c'eſt ſouffrir, & ſouffrir de quelque façon que ce ſoit, c'eſt avoir de la douleur. Cette douleur a d'ailleurs tant de cauſes diverſes; elle produit des effets ſi différens; elle a des affections qui ſe reſſemblent ſi peu; elle change ſi ſouvent de nom, qu'elle eſt en quelque ſorte infinie dans les applications qu'on en fait.

Ceux qui lui ont aſſigné le plaiſir pour remede univerſel, ne ſont pas ſi injuſtes, ni ſi malaviſés qu'on pourroit le penſer; car où eſt le plaiſir, il ne peut y avoir de douleur; ils triomphent ordinairement l'un de l'autre.

On n'a pas fait beaucoup de chemin quand on a découvert ces deux principes, qui ſont pourtant les ſeuls. On ne les entend pas auſſi facilement qu'on le croit dabord: la plûpart des ames malades ont de la douleur ſans ſavoir ce qu'elles ont, & cherchent ou fuient le plaiſir ſans connoître bien ce qui leur manque. Qu'un homme naturellement gai éprouve une altération dans l'habitude de ſon corps, & qu'une noire mélancolie devienne l'effet de cette altération, quelque convaincu qu'il ſoit de la vérité des principes que j'ai poſés, croyez-vous qu'il ait recours aux plaiſirs pour ſe guérir? Il ne s'en aviſera pas, parce que dans ſon état il penſe que ſon corps eſt le ſeul de ſon compoſé qui ſoit malade, & qu'il ne ſait pas bien ce qui lui manque. Il ſe plaira même quelquefois dans ſa maladie, au lieu de chercher à y appliquer le ſeul remede qui lui convienne; il connoît le remede, mais il ne ſe connoît pas.

Comme il y a, pour le malheur de l'humanité, plus de ce qu'on appelle douleur que de ce qu'on appelle plaiſir, ſoit que la conſtitution humaine le veuille ainſi, ſoit que ce ſoit la faute des hommes, la douleur paroît leur être plus familiere que le plaiſir; quoique celui-ci ſoit le ſeul moyen de contribuer à la conſervation de leur exiſtence, tandis que l'autre n'eſt propre qu'à la détruire.

On a attaché au plaiſir une idée de ſéduction, & même de corruption, qui en éloigne & qui prouve bien qu'on ne connoît pas le véritable. Ceux qui s'y livrent ſans meſure & ſans modération, ſemblent avoir oublié qu'ils ont une ame; & ceux qui le fuient, ſemblent avoir oublié qu'ils ont un corps: les uns & les autres ne ſauroient être heureux. Un homme, dont l'ame ſeroit tranquille, joyeuſe, ſatisfaite & contente, au milieu des douleurs les plus vives qu'éprouveroit le corps auquel elle eſt unie, eſt un être de raiſon.

Les deux ſectes des Philoſophes anciens les plus fameuſes ſur la morale, étoient celle des Stoïciens, & celle des Epicuriens. Le but de la premiere étoit de rendre l'homme inſenſible à tout, à la peine comme au plaiſir. Syſtême chimérique, en ce qu'il eſt impoſſible; qu'on ne peut ou qu'on ne doit propoſer à l'homme que ce qui eſt en ſa puiſſance; & que l'inſenſibilité nous rapprochant de la matiere inorganiſée & en repos, ne pourroit pas, ſuppoſée même praticable, devenir une ſource de bonheur pour nous. Il ſeroit malheureux de n'en trouver que dans la privation de la peine & du plaiſir.

Les Epicuriens n'étoient pas plus ſages. Ils ont prétendu, comme le veulent les défenſeurs d'Epicure, ou mettre la félicité de l'homme dans la volupté de l'ame, ce qui n'a jamais été bien entendu; ou la faire conſiſter dans les plaiſirs des ſens, & ce ſeroit la faire dépendre des erreurs, des viciſſitudes & des excès qui les accompagnent, ce qui n'eſt pas ſoutenable. Mais s'il eſt vrai, comme ſes partiſans le prétendent, que ſa morale invitoit l'homme à la vertu préſentée ſous les noms de *plaiſir*, de *bien-être*, de *volupté*, elle eſt vraie; elle ne peche que pour ne s'être pas bien expliquée.

La plus grande faute de ceux qui ont traité de la douleur & du plaiſir de l'ame vient de ce qu'ils ont voulu ſe faire un ſyſtême de l'union de l'ame

& du corps, qui n'eſt pas le véritable, & que les bornes de nos connoiſſances ne permettront jamais de faire.

Je ſuppoſe l'ame & le corps unis; la maniere dont ils le ſont, m'eſt abſolument inconnue. Je vois une ame qui ſouffre; j'examine ſa douleur, j'en cherche la cauſe, l'eſpece & l'étendue; j'en épie le terme, la fin, & de ces divers examens je tâche de tirer quelques lumieres.

Ne faiſons point de confuſion dans une matiere qui en eſt ſi ſuſceptible: je donne le nom de douleur à tous les ſentimens de l'ame qui ne lui font pas plaiſir, qui lui déplaiſent, qui la fâchent, qui la tourmentent, qui troublent ſon repos avec déſagrément. Autant que je peux en juger, il faut qu'elle ſoit émue par le plaiſir ou par la douleur; autrement elle demeureroit dans l'inaction, & ſon eſſence eſt d'agir.

Avant que d'aller plus loin, convenons que la douleur de l'ame la plus aiguë, celle qu'il eſt plus difficile de détruire, vient de ce que le corps ſouffre. On dit aſſez communément que les maux de l'eſprit ſont fort ſupérieurs à ceux du corps. Ne le dit-on pas par vanité? Le tems, la raiſon, les occupations, la Religion diſſipent le plus ſouvent les maux de l'eſprit: ces grands reſſorts ne peuvent que bien peu de choſe ſur les maux du corps; s'ils les font ſupporter, ils ne les appaiſent, ni ne les diſſipent; leur ceſſation en eſt le ſeul remede véritable.

Ceux qui réfléchissent vaguement sur les opérations de l'ame, croient qu'elle appréhende la destruction de son être, quand le corps souffre. Ils ne voient donc pas qu'une simple piqueure, dont l'ame ne peut méconnoître l'effet passager, lui cause une douleur plus forte qu'une fievre, qui de sa nature seroit mortelle. Croyons ce que nous pouvons expliquer, lorsque l'expérience nous en assure la vérité. L'irritation des nerfs fait sur l'ame, dit-on, une sensation, qui ne cesse que lorsque la cause qui l'a produite, cesse aussi. Qu'est-ce que cette irritation? Comment se fait-elle sentir à une ame spirituelle? Nous ne le saurons jamais. Il y a plus encore: nous éprouvons qu'en fait de douleur, l'ame tire plus de secours du corps pour appaiser ses propres douleurs, qu'elle n'en tire d'elle-même pour appaiser celles qui lui viennent du corps. Un voyage, un exercice méchanique, pourra guérir une ame de sa douleur; & toutes les maximes de la Philosophie ne l'empêcheront pas de souffrir des douleurs de la goutte, de la colique &c.

Mais pour ne pas nous y tromper, voyons ce que nous entendons par les termes de *plaisir*, & de *douleur*. Toute sensation agréable, se nomme *bien*, *plaisir*; & l'objet qui produit cette impression en nous, se nomme *bon*, *utile*, *agréable*. Toute sensation fâcheuse, en ce qu'elle trouble & dérange le bon ordre de notre machine, s'appelle *mal*, *douleur*; & l'objet qui l'excite, se nomme *mauvais*, *nuiſible*, *méchant*, *déſagréable*. Le plaiſir durable & continué ſe nomme *bonheur*, *bien-être*, *félicité*: la douleur continuée ſe nomme *malheur*, *infortune*.

L'homme par ſa nature doit aimer néceſſairement le plaiſir, & haïr ou fuir la douleur, parce que le premier convient à ſon être, c'eſt à dire à ſon organiſation, à ſon tempérament, à l'ordre néceſſaire à ſa conſervation, à laquelle il aſpire dans tout ce qu'il veut & dans tout ce qu'il fait. La douleur au contraire dérange l'ordre de la machine humaine, empêche ſes organes de remplir leurs fonctions, & nuit à ſa conſervation.

L'ordre eſt la façon d'être par laquelle les parties d'un tout conſpirent ſans obſtacles à procurer la fin que la nature s'eſt propoſée dans la combinaiſon de leur union. Dans la machine humaine l'ordre eſt cette façon d'être qui fait que toutes les parties du corps concourent à ſa conſervation & à ſon bien-être. Le déſordre eſt tout dérangement de l'ordre, ou tout ce qui altere le bien-être de l'homme.

Dans la ſociété l'*ordre moral* conſiſte dans le concours des volontés & des actions humaines, duquel réſultent le bonheur & la conſervation de la ſociété. Le déſordre moral, eſt le contraire de l'ordre.

Le plaiſir n'eſt un bien qu'autant qu'il eſt conforme à l'ordre. S'il en réſulte du déſordre, de quelque maniere que ce ſoit, ce plaiſir devient un mal réel: vu que la conſervation de l'homme & de la ſociété, ainſi que leur bonheur durable, ſont des biens préférables aux plaiſirs paſſagers, qui ſeroient ſuivis de peines, de douleur, de déſordre, qui troubleroient l'économie animale, l'intimité de l'union de l'ame & du corps, & le bien-être de la ſociété.

Il y a un ordre univerſel qui arrange tout ce qui eſt: le hazard ne produit rien; tout effet a une cauſe; ne la voir ni ne la connoître, n'eſt pas une raiſon de douter de ſon exiſtence. Il y en a qu'on démêle à travers les ténebres qui la couvrent; il y en a qu'on ne peut découvrir.

La ſource des maladies de l'ame n'eſt pas ſi cachée qu'on ne puiſſe la trouver; cette ſource d'où découlent tant de maux, eſt bonne par elle-même; l'abus que nous en faiſons, la rend empoiſonnée. Epicure diſoit en parlant des richeſſes: ce n'eſt pas la liqueur qui eſt corrompue, c'eſt le vaſe: ſi la ſageſſe préſidoit à la premiere conduite des hommes, elle préſerveroit cette ſource de la corruption qui l'infecte, les hommes ſeroient heureux; l'Etre à qui tout doit ſon origine, ne peut pas avoir voulu les rendre malheureux; il a mis chez eux un principe néceſſaire, qui eſt dans l'arrangement de l'univers, qui porte tellement l'empreinte de ſon origine divine, que tout homme l'apporte en naiſſant; il s'étend juſqu'aux animaux, chez qui il conſerve peut-être mieux que chez nous ſa premiere deſtination; il y a apparence au moins qu'il ne leur cauſe pas autant de maux qu'à nous.

Quel eſt ce principe ſi merveilleux? Nous le connoiſſons tous: c'eſt l'amour de notre conſervation, ce déſir inné de fuir ce qui peut nous nuire & de chercher ce qui peut nous être avantageux.

On croira qu'il y a bien loin de ce que nous appellons maladies de l'ame juſqu'à ce principe, qui eſt ſimple par lui-même; qu'il ſe contente de nous ſuggérer les moyens de nous défendre du mal, & de nous procurer le bien; qu'il eſt borné enfin à notre conſervation. Il eſt vrai qu'il paroit tel; il eſt vrai auſſi que ſes fonctions multipliées, continuelles, en font d'un principe ſimple dans ſon origine un principe univerſel dans notre conduite; il eſt vrai encore que modifié, filtré, ſi j'oſe ainſi parler, par les divers caracteres qui compoſent la multitude des hommes, il penſe, il agit avec eux, il fait, mais dépendamment d'eux, le bonheur ou le malheur de leur vie.

Je ne prétends pas au reſte donner aux plaiſirs de l'ame d'autre principe qu'à ſes maladies; l'emploi de ce principe fait tout ſeul cette différence infinie & qui paroît incroyable. C'eſt le même glaive qui ſauve ou qui tue, ſelon l'uſage qu'on en fait, dépendamment de la main qui s'en ſert. Les vertus portées à l'excès, ceſſent d'être des vertus, & deviennent des folies. *Non ſapere plus quam oportet ſapere; ſed ſapere ad ſobrietatem*, dit St-Paul. Les idées de perfection, pouſſées trop loin, ſont fauſſes, dès qu'elles nous invitent à nous détruire;

elles ſont alors des effets de l'orgueil, qui prétend s'élever au deſſus de la nature humaine, ou d'une imagination en délire. La vraie morale, toujours guidée par la raiſon, ne preſcrit rien au deſſus de la nature; parce qu'elle ſait que des préceptes trop rigoureux ſont inutiles pour le plus grand nombre des hommes & ne tendent qu'a former des enthouſiaſtes orgueilleux ou ſtupides, ou des fourbes hypocrites. Le ſyſtême qui fait conſiſter la perfection à s'affoiblir, ou à ſe détruire peu à peu, eſt enfanté par une imagination échauffée, un jugement malade, d'ou dérive le fanatiſme, l'une des plus cruelles maladies de l'ame. Tout homme qui aſpire à la perfection par ces moyens, eſt ennemi de la raiſon, de lui-même, & de la ſociété; on doit l'en ſouſtraire, & le faire vivre enfermé; c'eſt un fou que l'on doit reléguer aux petites maiſons.

Outre ces cauſes morales des maladies de l'ame, il en eſt de phyſiques, qui agiſſent ſur elle par les impreſſions qu'elles font ſur le corps, auquel elle eſt intimement unie, parce qu'ils agiſſent réciproquement l'un ſur l'autre; ce qui rend certaines maladies communes à tous deux.

De ces maladies les unes ſont naturelles, les autres accidentelles, comme le ſont leurs cauſes. Le ſommeil naturel, par exemple, ôte l'uſage des ſens externes, & l'ame livrée à elle-même, n'ayant plus la liberté des ſens internes, & les muſcles, les viſceres, les membres du corps ayant alors un mou-

mouvement plus machinal que libre, l'ame se laisse emporter aux mouvemens de la machine, au lieu d'en diriger les ressorts internes; elle ne lie plus ses idées; elle allie les choses les plus incompatibles, déraisonne, extravague, & persiste ordinairement dans cet état de folie autant que le sommeil dure: cette maladie attaque même plus les gens d'esprit que les sots & les idiots. L'ame de ceux-ci semble s'endormir avec leur corps. Comme ils ont peu d'idées pendant la veille, ils en ont encore moins pendant le sommeil, ou peut-être n'en ont point du tout: au moins est-il certain & prouvé par l'expérience qu'on rêve plus ou moins en dormant, suivant qu'on a plus ou moins d'esprit. J'ai fait cette observation plus d'une fois dans les sociétés où je me suis trouvé. On y parle quelquefois des songes que l'on a faits; on les raconte; on en demande l'explication; on raisonne sur leur singularité. J'ai toujours remarqué que les moins bien partagés du côté de l'esprit sont ceux qui rêvent le moins; qui disent avec beaucoup de franchise, qu'ils dorment tranquillement toute la nuit, sans avoir de songes, ou que ceux qui leur surviennent en très-petit nombre n'ont rien d'assez frappant, pour mériter leur attention.

L'ame est cette intelligence qui de la machine humaine fait un homme. Sans elle cette machine, qui constitue le corps humain, ne seroit qu'un cadavre, un automate sans vie. Cette intelligence est étroitement unie à cette machine; cette union intime les rend dépendantes l'une de l'autre. Il y a une action & une réaction dans leurs mouvemens: ils agissent réciproquement; de maniere que les organes & les visceres de l'une étant mus par quelques causes que ce soit, internes ou externes, les facultés de l'autre sont aussi mises en jeu; alors de passive que l'ame avoit été, elle devient active, & fait agir à son tour les ressorts qui donnent le mouvement à la machine humaine. De ces mouvemens mutuels & combinés naissent deux principes généraux de notre façon de penser & d'agir, l'amour & la crainte. L'ame faite pour présider à la conservation de l'existence du corps, juge avantageux & bon ce qui est capable d'y contribuer, & répute nuisible & mauvais ce qu'elle croit propre à détruire cette existence.

Ce qui est agréable, ce qui plait au corps, ce qui lui procure du plaisir est toujours agréable à l'ame; elle en désire la jouissance & ce désir est l'amour. Tout ce qui cause de la douleur au corps, déplait à l'ame; elle en craint la rencontre, elle dispose le corps à l'éviter: cet éloignement de l'ame pour un objet nuisible au corps n'est autre chose que la crainte. C'est donc sur l'expérience du corps que l'ame juge de ce que nous appellons bon & de ce que nous jugeons mauvais. Un enfant, qui n'a pas encore éprouvé que le feu peut lui causer de la douleur, s'il y touche, ne craint pas de porter son doigt à la lumiere d'une chandelle, ou de prendre un charbon ardent; mais dès qu'il a ſenti l'effet douloureux qui en réſulte, il en craindra les approches dans la ſuite. Il ne s'en étoit approché que par le déſir de toucher & d'avoir en ſa poſſeſſion un objet lumineux, qui flattoit auparavant l'organe de ſa vue, qui plaiſoit conſéquemment à ſon ame intelligente. Si, indépendamment de l'expérience de ſon corps, l'ame de cet enfant eût pu juger par elle-même de l'effet douloureux que le feu pouvoit produire ſur le corps, elle auroit agi, dès ce moment, de maniere à empêcher l'enfant de toucher au feu, comme elle l'en empêchera dans la ſuite: ne l'ayant pas fait, on en doit conclure que l'expérience du corps eſt le ſeul moyen des connoiſſances de l'ame ſur le bon & le mauvais, ſur l'avantageux ou le nuiſible, ſur le plaiſir & la douleur; conſéquemment que ces deux principes généraux de notre façon de penſer & d'agir, l'amour & la crainte, ont des cauſes purement phyſiques.

Suppoſons encore, ce qui n'eſt pas impoſſible, un homme né ſourd & aveugle; l'ame de cet homme n'aura aucune des idées dépendantes des impreſſions que ces deux organes reçoivent des objets étrangers à lui: il ne ſera pas affecté du beau ou du laid, du bon ou du mauvais dans ce genre; il ne déſirera pas la poſſeſſion de ce bon que ſon ame ignore, ſuivant l'axiome, *ignoti nulla cupido*: il n'aura donc ni amour ni crainte à cet égard, puiſque l'impreſſion agréable eſt la mere de l'amour, & l'amour le pere du déſir, & l'objet phyſique le pere de l'impreſſion; car les organes par eux-mêmes ne ſont que paſſifs. L'ame intelligente juge alors, par l'impreſſion que l'objet produit, ſi elle doit le déſirer, à cauſe du chatouillement agréable qu'il procure ſur les fibres; ou ſi elle doit le craindre & le haïr, à cauſe de l'impreſſion douloureuſe qu'il fait ſur les mêmes fibres, par l'irritation violente qu'il y cauſe & le dérangement qu'il y occaſionne.

Ces impreſſions agréables ou douloureuſes ſont de plus dépendantes de la maniere d'être du corps de chaque perſonne. Un œil foible eſt affecté déſagréablement par la grande lumiere, & par les couleurs vives; l'impreſſion qu'elles font ſur lui eſt douloureuſe, il les craint, les hait, les fuit, pendant qu'un œil ſain & vigoureux en reçoit une impreſſion agréable qui le détermine à les déſirer, à les aimer, à les rechercher. Cette maniere d'être différente produit donc les différences des impreſſions ſur leſquelles l'ame établit ſon jugement, pour aimer & pour haïr les objets, ſuivant le plus ou le moins d'agréable ou de déſagréable réels que le corps éprouve relativement à la diſpoſition actuelle des organes. Cette diſpoſition eſt-elle changée en mieux ou en mal, l'ame changera d'affection: ſon déſir ſe tournera en crainte, ſon amour en haine, en indifférence; ou ſa crainte en déſir & ſa haine en amour, ſuivant le degré & la différence de l'impreſſion que produit le même objet ſur les organes. Si le moral a quelqu'influence là-deſſus, ce ne peut donc être que secondairement. Les meilleures leçons de philosophie & de morale n'empêcheront jamais de trouver beau & bon ce qui l'est en effet, ou ce qui paroît tel; de le désirer, & de l'aimer: comme elles ne viendront jamais à bout de persuader que la douleur est un bien réel, & qu'on auroit tort de la craindre, de la haïr & de l'éviter. Il n'y a qu'un dérangement d'organes, de constitution saine, dont la foiblesse d'esprit, l'enthousiasme & la folie seroient une suite, qui puisse faire penser autrement.

Une des fonctions du cerveau est d'être l'organe immédiat de l'entendement & de la volonté. Une autre de ses fonctions est de donner aux organes des sens la force & la vigueur de recevoir les impressions des objets, & d'avertir l'ame de ces impressions à mesure & de la maniere qu'ils les reçoivent; de donner aussi aux muscles la facilité d'obéir à la volonté. La maniere d'être actuelle ou habituelle du cerveau influe donc absolument sur l'entendement & sur la volonté. Si le cerveau est bien constitué, tant qu'il persiste dans cet état, l'entendement est sain, & la volonté n'ordonne rien de contraire au bien & à l'ordre; le cerveau est-il lésé ou vicié de quelque maniere que ce soit? le plus ou le moins du dérangement de sa constitution cause plus ou moins de dérangement dans l'entendement; parce que les organes présentent plus ou moins mal les objets; le jugement qui en résulte est plus ou moins faux; la volonté qui n'agit que par l'impulſion du jugement ne pourra donc ſe contenir dans l'ordre: ainſi la façon de penſer & d'agir ſera conforme à la maniere d'être actuelle du cerveau, de l'entendement & de la volonté.

Lorſque l'homme jouit de la ſanté, il éprouve un reſſort ou tenſion des nerfs, qui conſtitue la veille, & un relâchement dans ces parties, qui y fait ſuccéder le ſommeil.

Cette tenſion & ce relâchement que la nature a diſpoſés pour ſe ſuccéder alternativement dans un tems à peu près limité, pechent quelquefois par excès. Alors il en réſulte des maladies, connues ſous différens noms, telles que l'apoplexie, la léthargie & quelques autres; les dérangemens de la raiſon, l'imbécillité, la ſtupidité, la folie, la manie, l'apathie & toutes les paſſions outrées; la paralyſie, l'épilepſie, les maux convulſifs, maladies qui affectent auſſi l'entendement; car il n'agit qu'autant & de la maniere que les ſens tant internes qu'externes le mettent en action. Dans l'état de ſanté le ſommeil ne dure qu'un certain intervalle de tems. Les fibres trop tendues pendant la veille, par l'attention ſoutenue ſur un même objet, par le tiraillement des nerfs, occaſionné par des poſtures gênantes, par un exercice violent ou par d'autres cauſes, ſe relâchent peu à peu, en commençant depuis la tête, & continuent juſqu'aux pieds. La nature, en nous faiſant ce préſent, a voulu réparer nos forces épuiſées; auſſi les fibres ſe resserrent alors d'elles-mêmes par leur force tonique : la respiration s'étant faite plus librement, plus rapidement, & les sécrétions avec plus de facilité, la portion du suc nerveux épuisée se répare, & les sens reprennent leur vigueur & leur action. La dose du sommeil est proportionnée à l'âge & au sexe ; les enfans & les femmes dorment plus longtems que les hommes, & les adultes plus que les vieillards ; parce que le sommeil dure plus ou moins suivant le plus ou moins de mollesse & d'élasticité des fibres. Mais lorsque le sommeil est prolongé contre nature, & n'est plus proportionné à la force & à la constitution de l'individu, c'est maladie : telles sont l'apoplexie & quelques autres. Dans l'accès de la plûpart, les fonctions des facultés de l'ame sont altérées ou suspendues. On a vu des personnes perdre totalement la mémoire dans une attaque de ces maladies, d'autres demeurer hébétées, imbécilles jusqu'à la stupidité, d'autres enfin devenir folles. Les travaux immodérés, les fatigues outrées, une étude trop longue & trop sérieuse disposent à l'apoplexie & à la léthargie. Beaucoup de gens de lettres s'affoiblissent le cerveau par de longues méditations ; se mettent hors d'état de les continuer & deviennent apoplectiques. Je laisse aux Médecins le détail des causes de ces maladies, pour ne m'arrêter qu'aux effets qu'elles produisent sur l'esprit ; & prouver par-là que les maladies de l'ame, passions, affections, inclinations & penchans sont dûs au physique de l'homme, c'eſt-à-dire à ſa conſtitution corporelle, & à ſa maniere d'être naturelle ou accidentelle.

Tout ce qui augmente l'élaſticité du cerveau & des nerfs; tout ce qui force le reſſort des organes des ſens, les ébranle trop vivement, les agite, y occaſionne des impreſſions fortes & violentes; toutes ces cauſes les tirent de leur état naturel, en troublent l'harmonie & portent la confuſion dans l'eſprit. Il en réſulte l'inſomnie opiniâtre, le délire, le tranſport, la phrénéſie, l'extravagance, la folie, la manie, le fanatiſme &c. ou du moins des paſſions outrées. Dans ces états, qui ne different que du plus au moins, les deux facultés générales de l'ame, l'entendement & la volonté, s'écartent de leur point naturel; ces écarts ſont de véritables maladies de l'eſprit, qui ont leurs cauſes dans le phyſique de l'homme, par la dépendance qui nait de l'union de l'ame & du corps.

Il y a de ces maladies qui ſont innées; il y en d'accidentelles. Elles ſont innées, lorſque par un défaut de l'organiſation primordiale, on apporte en naiſſant tous les obſtacles qui nuiſent au développement de l'entendement & au jeu de la volonté; de ſorte qu'à l'inſtant où la raiſon devroit faire paroître quelques-uns de ſes rayons, on n'en voit qu'une éclipſe partielle ou totale. Elle eſt accidentelle, lorſqu'après avoir eu un certain bon ſens pendant le cours de ſa vie, l'imagination s'égare tout à coup, le jugement ſe pervertit par des cauſes purement phyſiques.

On remarque dans les fous de quelqu'efpece qu'ils foient, une imagination très-vive, de maniere qu'elle leur tient lieu quelquefois de fentiment. Le raifonnement & le jugement font dérangés. Comment l'ame pourroit-elle arranger des idées bifarres qui fe fuccedent fans liaifon & fans vraifemblance? La mémoire eft incertaine; comment ne le feroit-elle pas? Cette faculté part de la confcience que l'on a d'avoir déja eu telles ou telles idées, telles ou telles fenfations, ou reçu telles impreffions, d'en avoir jugé de telle maniere; les fous n'ont pas même la confcience de leur propre exiftence. Prefque toutes leurs idées font des repréfentations de fantômes, de monftres, de chimeres qui fe préfentent à leur imagination, qui les effrayent, qui les font fuir ou fe mettre en défenfe. Les chagrins, les peines, les inquiétudes fe multiplient & fuccedent quelquefois à des accès de joie & de gaieté immodérée. Les fous font plus enclins que les autres hommes aux plaifirs amoureux; & bravent tout, pour fatisfaire leurs défirs à cet égard. Cependant ils ont tous un foible; ce qui fait que les uns craignent une femme, & d'autres un enfant, au point de leur obéir & de s'en laiffer conduire; de maniere qu'ils font forts & foibles en même tems. Leur imagination ne leur repréfentant pas les objets tels qu'ils font, ils n'apprécient pas les relations & les proportions qu'il y a entr'eux; ils prendront des complimens pour des injures; ils font inconftans, jaloux, ambitieux; ils s'amusent de colifichets & de joujoux comme les enfans; ils se croient Empereurs, Rois & Dieu même, & cherchent à en porter les attributs & les décorations.

Ainsi il y autant de dérangemens d'esprit, ou de folies, qu'il y a de défauts d'organisation naturels ou accidentels. Ces défauts produisent les grandes passions, telles que l'ambition déméſurée, l'amour déseſpéré, la jalousie outrée, le desir effréné de la vengeance; passions qui ont toujours porté la confusion & le trouble dans l'esprit ainsi que dans l'empire de la raison. Elles ont produit elles seules plus de fous déclarés tels, que toutes les autres causes de folie. La crainte, qui vient d'une foiblesse, ou d'une trop grande sensibilité des nerfs; la tristesse, à laquelle le tempérament mélancolique dispose prochainement, conduisent à la misantropie, à l'hypocondriacisme, & ces deux états sont frontieres de la folie.

La force seule de l'ame peut produire une partie de ces maladies & la folie même, sans qu'il paroisse aucun changement fait sur le corps; parce que ce changement n'est qu'intérieur; tels sont ceux qui sont l'effet des méditations trop continuées & trop profondes, ou des passions échappées au delà de leurs justes bornes. Après avoir produit le desseichement du cerveau, elles causent celui du corps, & l'affaissement de l'esprit. *Corpus quod corrumpitur, aggravat animam, & deprimit sensum multa cogitantem.* Ce sont les dispositions du corps, ſon tempérament plus ou moins mélancolique, qui portent plus ou moins à l'étude, qui ſont par conſéquent la premiere cauſe phyſique de l'application de l'eſprit. Le corps ne pouvant enſuite ſoutenir la fatigue du travail forcé de l'eſprit, ou les fougues des paſſions, ſuccombe, & entraîne dans ſa ruine l'eſprit qui l'a miné (*).

La mélancolie affecte le cerveau; j'entends la mélancolie conſidérée comme maladie, ou ce qu'on appelle hypocondriaciſme, qui n'en differe gueres que par ſa plus grande intenſité. Le ſang devenu trop épais ſéjourne dans les vaiſſeaux du bas-ventre, engorge les ramifications de la veine-porte, par le défaut de circulation dans ces parties. En refluant vers les parties ſupérieures, il gonfle les vaiſſeaux qui s'y trouvent, affecte le cerveau, jette l'ame dans la crainte & l'abbattement. De là les diſpoſitions de l'eſprit au chagrin, à la triſteſſe, le trouble de la raiſon & le dérangement de l'eſprit, habituel ou périodique, que l'on remarque dans les perſonnes attaquées de ces maladies, dont la guériſon eſt du reſſort de la médecine; car la morale n'y peut rien: d'où l'on peut conclure que les maladies de l'ame dépendent de l'organiſation, &

(*) Melancolia maniæ initium & origo eſt. Aretæus lib. 3. cap. 5. Trallian. l. 1. c. 16. Fernel. de morbis cerebri pathol. l. 3. c. 2. Boërhave aphor. 1119. Voyez auſſi ce que nous avons dit du pouvoir du tempérament ſur l'eſprit, dans le Traité de la connoiſſance de l'homme moral par celle de l'homme phyſique.

de la conſtitution ou habitude actuelle du corps. Ce qui prouve de plus qu'il y a des maladies communes au corps & à l'ame.

Les anciens Philoſophes n'avoient vraiſemblablement pas fait attention à ces principes phyſiques, lorſqu'ils travaillerent à former & à établir leurs différens ſyſtêmes de morale, comme des remedes à ces maladies, & comme regles de conduite. Ils ſe ſont égarés comme leurs ſucceſſeurs, dans le dédale des idées ſublimes & métaphyſiques, qui les ont fait aboutir à l'enthouſiaſme, où ils n'ont trouvé que des principes outrés, des préceptes impraticables, ou inintelligibles. Ils n'ont pas vu, qu'eu égard à la conſtitution humaine, la ſaine philoſophie ne doit s'occuper qu'à la recherche du vrai & de l'utile, guidée par une raiſon éclairée par l'expérience, qui l'empêchera toujours de rien preſcrire qui ſoit au deſſus des forces de la nature humaine, tant dans ſon état de ſanté que dans celui de maladie.

J'appelle ſanté une bonne organiſation naturelle, & le bon état actuel des viſceres, des ſolides, & des liquides qui y circulent. J'appelle maladie le défaut de cette bonne organiſation, ou l'altération que le corps éprouve par quelque cauſe que ce ſoit. Cette altération trouble l'harmonie qui y devroit régner. Ce trouble ſe communique à l'ame; elle ne reçoit plus les impreſſions vraies des objets; elle en juge conſéquemment mal, elle ſe détermine ſuivant l'impulſion qu'elle reçoit;

elle agit, & la voilà criminelle, ou du moins en faute pour avoir agi dans l'ivresse, ou dans le délire, ou par une suite de son état malade, dont il ne dépend souvent pas d'elle de se guérir.

Les passions, qui font commettre tant d'étourderies, tant de fautes, & trop souvent des bassesses, des crimes, sont dues à la maniere dont on est naturellement ou accidentellement organisé: elles produisent elles-mêmes des altérations sensibles, qui font empirer le mal. Les organes, les visceres une fois viciés, la circulation des liqueurs, ou se fait par une autre route que l'ordinaire, ou ne suivant pas avec la liberté requise celle que la nature avoit prescrite & disposée, elle ne produit pas les effets qu'elle devroit produire. Alors au lieu du calme & de la sérénité qui font l'état où l'ame doit être pour juger sainement des objets, & se comporter en conséquence, la confusion s'y mêle, le trouble l'agite, elle devient malade des différentes maladies, dont nous la voyons atteinte, pour la guérison desquelles on a formé les différens systêmes de morale, dont nous avons parlé. Ces faiseurs de systêmes étoient eux-mêmes pour la plûpart, dans un état de maladie; puisque l'enthousiasme, qui ne raisonne plus, a enfanté les leurs, & que le merveilleux, qui en est une suite, en fait la base. D'autres ont cru tous les hommes sains d'esprit & de corps, & se sont trompés, puisque le plus grand nombre est vraiment malade. Leurs systêmes n'ont été imaginés que pour les sages, pendant qu'ils avoient affaire à des esprits ou trop bornés pour les entendre, & réduire en pratique leurs préceptes, ou trop malades pour être guéris de leur folie; car chacun à la sienne.

Nous en avons des exemples fréquens; car il suffit que la machine humaine soit montée d'une certaine façon, un peu dérangée de son état naturel, pour que son imagination soit troublée, & l'on sait quels peuvent en être les différens résultats. Que l'on se rappelle l'histoire des Hésycastes ou Quiétistes Grecs, & l'on y verra la preuve de ce que j'ai avancé: il n'est pas même nécessaire de remonter si haut; on trouve cette preuve dans les prodiges prétendus opérés par la secte des Convulsionnaires, qui ont fait, de nos jours, tant de bruit à Paris. Ceux-ci après s'être tourmentés eux-mêmes, ou s'être fait tourmenter le corps par d'autres, à force de coups & par divers mouvemens violens, sembloient tomber en extase, s'imaginoient lire dans le cœur des hommes, être inspirés de la Divinité & prédire l'avenir, comme faisoit la Sibylle d'Apollon sur son trépied: & faisoient les contorsions les plus indécentes. Les Hésycastes non moins fous, leur avoient donné l'exemple. Ces faux spirituels commençoient aussi par se mettre en priere, ils s'agitoient, tournoient la tête, rouloient les yeux, faisoient des efforts incroyables, qui excitoient le mouvement du sang & cette commotion, ce trouble qu'on éprouve lorsque le cerveau a reçu des impressions violentes.

Ils appelloient cet état celui où l'ame détachée des objets ſenſibles, impoſe ſilence aux paſſions, & ſe trouve diſpoſée à recevoir les inſpirations de la Divinité. Dans cet état en effet leur vue troublée faiſoit diſparoître les objets, ou ne les repréſentoit que dans la plus grande confuſion: l'imagination échauffée à ſon tour joignoit ſes fantômes à l'illuſion des ſens, & l'un & l'autre leur faiſoient voir des lumieres ſemblables à des éclairs qui ſortoient de leur nombril. Ils prenoient ces lueurs pour une lumiere céleſte, un rayon de la gloire des bienheureux; la même qui avoit offuſqué, ébloui Moyſe ſur le Thabor, laquelle, ſans être l'eſſence même de Dieu, en découloit immédiatement. C'étoit un ſingulier ſpectacle qu'une foule de viſionnaires de prétendus illuminés, les uns devenus tels par les coups reçus ſur la poitrine & les autres parties du corps, les autres par leurs contorſions violentes; ceux-ci les yeux fixés ſur leurs nombrils découverts, pour en voir ſortir des étincelles de béatitude; ceux-là vomiſſant des injures contre leurs adverſaires, débitant des extravagances &c. les uns & les autres prouvant combien les facultés de l'ame ſont dépendantes de l'état actuel ou habituel du corps. La juſtice prépoſée pour punir le crime, devroit donc ſouvent avoir plutôt recours au Médecin qu'au bourreau. Le Médecin rendroit à l'état des hommes que le bourreau lui enleve, & en feroit de bons citoyens.

Du premier abord on ne croit pas l'estomac la source de la santé du corps comme de ses maladies; on n'en doute plus lorsqu'on y a réfléchi; il en est de même du principe que j'ai avancé. Il y a autant d'harmonie dans le moral que dans le physique.

On ne s'accoutumera pas facilement à penser que la vanité & la paresse, l'ambition & la crainte ayent le même principe; on s'y fera peut-être, si l'on prend la peine de suivre mes propositions; il ne suffit pas sans doute d'avancer une maxime si importante, il faut la prouver; c'est ce que je vais faire en parcourant les diverses maladies de l'ame.

Trembler est le premier effet de ce principe universel, fuïr est le second, chercher est le troisieme, jouïr est le dernier; ces effets divers & si peu semblables vont former des classes générales de maladies, qui seront contenues dans le premier Livre de ces observations.

Après cette division des maladies qui conviennent à tout le monde, il s'en présente une autre plus particuliere, qui est celle des maladies propres aux âges, aux sexes, aux conditions de la vie, aux nations; elles feront le sujet du second Livre.

LIVRE I.
Des maladies générales.

CHAP. I.
De la Crainte.

La premiere maladie qui s'offre à ma pensée, qui émane plus immédiatement du principe que j'ai établi, c'est la crainte. Il est tout simple que le premier abus de l'amour de notre conservation soit une crainte outrée de périr; c'est aussi tout à la fois la maladie la plus universelle & la plus terrible dans ses effets.

La crainte est un sentiment qui souvent fait des lâches, des ames basses & serviles; mais contenue dans ses justes bornes, elle est utile & nécessaire, pour brider l'impétuosité de toutes les passions, dont les effets pourroient être fatals aux autres & à nous-mêmes.

La crainte de nuire à notre propre conservation, à notre honneur durable, est le frein naturel de tout être, qui s'aime véritablement: la crainte de déplaire aux autres est le lien de la société, le principe de la vertu; enfin la crainte des châtimens en impose souvent aux hommes les plus déraisonnables.

La crainte, qui vient de la vertu & qui ne tend qu'à éloigner l'ame du vice, est la crainte du Sage; elle eſt rare; elle dégénere, lorſqu'elle ne laiſſe pas à l'ame aſſez de liberté pour examiner l'état qu'elle doit embraſſer, pour mettre ſon innocence en ſureté.

La crainte, qui ſe bornant à prévoir les dangers, qui menacent la vie, n'apporte aucun trouble à l'ame, qui la laiſſe s'acquitter ſans inquiétude de ce qu'elle croit ſe devoir de vigilance, cette crainte n'eſt autre choſe que la prudence: convaincue qu'on ne peut tout prévoir, l'ame ſe livre & s'expoſe à la mort, lorſqu'il ſeroit plus honteux de vivre que de mourir; elle s'exécute alors ſur cette loi commune qui fixant la vie humaine à quelques années de plus ou de moins, ne peut l'avoir diſpenſée de ſubir le ſort ordinaire & ne fera pas des miracles pour elle.

La crainte, dont je parle, eſt celle que les philoſophes ont définie, l'attente continuelle du mal; c'eſt celle que j'appelle une maladie qui doit de ſi funeſtes progrès à l'habitude de nos premieres années; on croit plus facile alors de nous réduire par la crainte que par la raiſon, on cherche à nous ôter le courage, on imagine qu'il nuiroit à nos mœurs, à notre ſanté, & l'on fait ſi bien qu'on nous rend timides, défians, foibles, incertains, lâches, tremblans ſur les plus petites apparences de dangers, ingénieux même à nous en faire où il n'y en a point. Notre caractere particulier, l'état que nous embraſſons, les circonſtances où nous nous trouvons décident enſuite entre ces diverſes eſpeces de crainte, qui ſont les branches d'une même tige, & nous en donnent une d'elles, dont nous ne nous défaiſons jamais, & qui eſt pour nous une maladie habituelle. Diſons un mot de chacune de ces eſpeces de crainte.

La timidité, qui n'eſt pas l'effet de la modeſtie, l'eſt de la crainte dont je parle; elle empêche de réſiſter aux attraits du mal comme à ceux du bien; vaincre des obſtacles lui paroît une chimere; elle en voit encore plus qu il n'y en a; elle n'entreprend rien, de peur de ſuccomber à tout; elle aime beaucoup mieux avoir à ſouffrir toujours que d'eſſayer de remédier à des maux qui ne durent que parce qu'on n'oſe pas les finir; un moment de courage auroit ſuffi; il ne vient pas en penſée de l'avoir. Il n'y a point de deſtinée heureuſe pour une ame timide; elle multiplie ſes maux; ſes vertus & ſes talens reſtent dans l'inaction qu'elle leur impoſe; la fortune auroit beau ſe préſenter à elle, elle craindroit d'en profiter. Si les circonſtances la placent malgré elle dans un état éminent, elle ſe menace elle-même d'en tomber; elle ne s'arme pas plus contre le vice qu'en faveur de la vertu; inutile aux autres, elle l'eſt encore plus à elle-même; elle craint de penſer comme elle craint d'agir; ce n'eſt pas par connoiſſance de cauſe, par ſentiment qu'elle ſuit les voies établies, c'eſt par la crainte de les tranſgreſſer; on ne peut la louer que de n'oſer faire le mal, dont on ſouffriroit.

Si elle eſt ainſi dans le cours ordinaire de la vie, que devient-elle, quand il ſurvient de ces dangers inévitables dans quelque poſition qu'on ſe trouve !

C'eſt alors que ſa raiſon s'obſcurcit totalement, qu'elle ne voit ni n'entend plus, que le trouble s'empare de ſes ſens, & que le hazard décide tout ſeul de ſes opérations ; l'excès des maux ne la tire point de la léthargie où elle eſt plongée ; elle eſt incapable de voir qu'ils ne peuvent augmenter, & que ce qu'elle feroit, y apporteroit néceſſairement quelque rémiſſion ; il faut plaindre les ames timides & ne pas s'irriter contr'elles ; ſi l'on avoit à entreprendre de les guérir, ce ne ſeroit pas dans le tems de l'accès ; il faudroit attendre des momens plus doux pour leur découvrir le fantôme qui les abuſe ; c'eſt une maladie moins nuiſible aux autres qu'à ceux qui en ſont atteints.

La défiance, ſœur de la timidité, a la même origine, & ne lui reſſemble point du tout. Elle ſuppoſe un mauvais fonds ; elle ne ſe borne pas à ſouffrir toute ſeule, à arrêter ſa joie ſur tout ce qui pourroit lui en donner, à ne ſe permettre pas même des inſtans de plaiſir, à craindre la famine au milieu de l'abondance, la pauvreté dans les richeſſes, la perfidie dans le ſein de l'amitié, & les pleurs dans celui des ris ; elle attaque tout le monde dans le ſentiment le plus délicat de l'ame, qui eſt la confiance ; elle ne croit jamais tout le bien qu'on dit des autres, elle ajoute au mal qu'elle en ſait, elle uſe de ſa pénétration pour les trouver coupables & non pour les juſtifier; cette ſureté, dont la défiance ſe flatte, & dont elle ſe dit la mere, n'eſt eſtimable que lorſqu'elle eſt produite par la ſageſſe; elle n'eſt que mépriſable lorſqu'elle eſt le fruit de ce rétréciſſement d'une ame, qui ſe bornant à ſes petits intérêts, craint d'y nuire en travaillant à ceux de ſes amis. Où en ſeroient le commerce, la vie civile, les loix, la ſociété entiere, ſi ſes principes étoient ſuivis? La folie des hommes, leur méchanceté, leur perfidie ne ſont que des lieux communs pour s'autoriſer & qu'elle augmente au lieu de les détruire: on peut s'accuſer d'avoir manqué de vigilance, on ne doit jamais ſe blâmer de n'avoir pas été défiant; ceux qui le ſont mériteroient d'être trompés; ils ſont d'autant plus difficiles à guérir qu'ils ſe croient plus ſages que les autres. On a tort d'apporter en preuve de la néceſſité d'être défiant, les malheurs arrivés à ceux qui ne l'ont pas été. La poſtérité mettra toujours Henry IV. Roi de France au rang des plus grands Rois du monde; ſi le forfait qui lui ôta la vie pouvoit augmenter, mériter plus d'horreur, ce ſeroit par la ſécurité où vivoit & où devoit vivre ce Roi au milieu d'un peuple dont il étoit le pere. La défiance qu'avoit Charles VII. de ſon fils, le précipita dans le tombeau au lieu de l'en garantir; il ſe priva de manger de peur d'être empoiſonné; il détruiſit ſa vie en voulant la ſauver. Qu'il ſeroit aiſé d'apporter des exemples des malheurs que la défiance a causés à ceux qu'elle a infectés de son souffle empoisonné! Qui porta plus loin la défiance que le fameux tyran de Syracuse, & qui fut plus malheureux que lui? Haï de tous les cœurs dont il avoit les corps, il se trouvoit seul contre tout l'univers; la mort n'est-elle pas préférable à une telle vie?

C'est encore la crainte qui a fait ces ames d'une espece si médiocre, je veux dire ces ames foibles, incertaines, qui n'ayant aucun principe de conduite prennent leur détermination des premiers objets qui se présentent; qui se décident par la voix la plus forte, comme par l'air le plus imposant; que les gens d'esprit font toujours trembler, qu'ils menent où ils veulent par cet empire naturel qu'ont les ames fortes sur les ames foibles, qui n'a besoin ni de sorcellerie ni de magie pour se faire obéir, comme le disoit si bien la malheureuse Caligai à ses juges.

Les audacieux cherchent & trouvent des sectateurs dans cette classe; elle fournit aux visionnaires, aux fanatiques, dont le nombre est infini; elle occasionne tant d'usages, tant de superstitions, que la raison condamne & qu'elle n'ose abolir. Ames malheureuses, parce qu'elles n'ont aucune sorte de consistence; jouet éternel des passions de ceux qui les environnent; à qui on ne peut savoir gré du bien qu'elles font, parce qu'il est l'effet de leur foiblesse; avec qui on ne sait jamais à quoi s'en tenir; sur lesquelles il est impossible de compter;

qui aiment aujourd'hui, qui haïſſent demain, ſemblables à ces décorations qui changent ſelon le mouvement qu'on leur donne; objet des ſpéculations de l'eſprit, & jamais de l'attachement du cœur; à qui les remedes ne ſont rien; qu'il faudroit refondre pour les guérir; qui ceſſeroient plutôt d'exiſter que d'être foibles.

Les criminels, que la lâcheté fait dans le métier des armes, ſont rares chez une nation guerriere; elle couvre d'opprobre ceux qui en ſont coupables; elle ſe décele & ſe punit toute ſeule dès qu'elle eſt connue: dans les autres états de la vie elle fait ces ames baſſes & rampantes, ces vils flatteurs dont la terre eſt inondée, qui immolent tout à la crainte de déplaire à ceux qui ſont puiſſans; qui dans la liberté légitime d'un Etat policé, paroiſſent des eſclaves, ſur leſquels on a conſervé un droit de vie & de mort; qui incapables d'aucune élévation, croupiſſent dans l'amertume de tout ce qu'elles ſont obligées de ſouffrir de la part des Dieux qu'elles ſe ſont forgés, ſur leſquels elles n'oſent preſque lever les yeux, par l'habitude où elles ſont de s'humilier devant eux; qui ne ſont révoltées des crimes qu'on leur commande, que lorſque la publicité peut leur donner une autre crainte; qui ſont propres à tous ceux que le ſecret fait voiler; qui ſe font une néceſſité des remords dont leur vie eſt agitée; qui ne connoiſſent de route vers la fortune que celle de la lâcheté; qui n'en jouiſſent pas lorſqu'elles y parviennent; chez qui elle ne ſauroit être accompagnée de la liberté de cœur & d'eſprit qui en fait le charme & qui peut apprendre à en jouir.

La témérité a fait beaucoup moins de criminels que la crainte n'a fait de malheureux; cette derniere étend ſon empire ſur ceux qui n'en paroiſſoient pas ſuſceptibles; on a vu ces ames hautes & fieres qui ſembloient trouver le monde trop petit, qui pleuroient les conquêtes de leurs aïeux, comme s'il ne devoit pas leur en reſter à faire, avoir des craintes deshonorantes, conſulter les devins & les aruſpices, chercher dans les entrailles des animaux un avenir qu'elles auroient attendu, ſi elles ne l'avoient pas craint; qu'elles auroient été aſſurées de n'y pas trouver, ſi la crainte n'avoit obſcurci leur raiſon.

N'eſt-ce pas cette crainte extravagante qui a rendu les aſtres mêmes du Ciel formidables aux hommes? Ces planetes ſi peu connues ſe trouvent métamorphoſées en principes & en cauſes de nos malheurs; elles nous impriment les caracteres qu'elles veulent, elles nous entraînent dans les précipices qu'elles nous ont creuſés; quoi que nous faſſions pour éviter leurs influences malignes, on ne peut leur échapper Il ne faut pas s'étonner ſi les hommes ſe connoiſſent ſi peu & raiſonnent ſi mal; ils cherchent toujours dans les objets étrangers un bonheur, dont ils ſont les ſeuls arbitres & qu'ils ne trouvent jamais que chez eux.

Heureux ceux qui a un certain âge ſont encore à tems de s'élever au deſſus de toutes ces craintes, qui ont la force d'oublier les leçons qu'on leur a faites, de conſulter leur raiſon, avant que l'habitude de craindre l'ait prévenue; ils aſſurent leur bonheur en aſſurant leur courage! On ne veut pas croire qu'il ſeroit auſſi facile d'apprendre aux enfans à être courageux que de leur apprendre à lire; j'en ai vu des expériences, dont le récit paroîtroit merveilleux & dont tout le monde peut ſe convaincre. Voyez ce qui eſt dit du pouvoir de l'éducation, dans le Traité de la connoiſſance de l'homme moral par celle de l'homme phyſique.

Chap. II.
De la Pareſſe.

Suivons les maladies de l'ame dans l'ordre où elles ſe préſentent. Il y a une ſorte de généalogie entr'elles; le même principe qui a produit ſi généralement la crainte, produit la pareſſe. Pour n'être pas auſſi funeſte que la crainte, elle n'en eſt pas moins une maladie; les noms agréables, dont on la décore, ne lui ôtent rien de ſa malignité; l'inaction où elle tient l'ame eſt une ſorte de ſupplice dont elle n'oſe ſe plaindre, & qui n'eſt pas moins un ſupplice, parce que celui qui le ſouffre, ne ſait pas le définir. Le tempérament particulier y contribue ſans doute, puiſque c'eſt la qualité même de ce tempérament qui rend pareſſe dans les uns ce qui eſt crainte dans les autres. C'eſt toujours l'éloignement du danger & de tout ce qui peut nuire, qui préſide; mais c'eſt ſous la forme de la pareſſe qu'il agit dans les pareſſeux; après avoir tremblé ſur le danger, on le fuit.

A entendre raiſonner ceux qui ſont atteints de cette maladie, on croiroit qu'ils ſont heureux; ſi l'on y prend garde ils ne tirent leur bonheur apparent que de l'inutilité de s'expoſer au danger, ou du ridicule de l'agitation des autres, ce qui n'eſt jamais un bonheur véritable.

Ils ſont éloquens ſur les chûtes, les diſgraces, & la fin malheureuſe de ceux qui ont préféré ce qu'on appelle gloire à la tranquillité dont ils pouvoient jouir. L'univers eſt pour eux un théatre ſur lequel ſe tourmentent follement les humains; ils ne s'y placent que comme ſpectateurs; la ſcene eſt ſouvent enſanglantée; celui qui demeure vainqueur & qu'on applaudit, leur paroit avoir hazardé plus qu'il ne gagne, jouir peu de ce qui lui a beaucoup coûté, & n'être pas plus avancé quand il finit que ceux qu'il avoit vaincus. Les héros ſont des fous à leurs yeux; ils trouvent les politiques malheureux, les philoſophes & les ſavans les ennuient, ils croient les arts aſſez éclairés, & enveloppés dans leur pareſſe, ils tâchent de juſtifier devant les ſots un repos, dont ils ne jouiſſent pas en effet eux-mêmes.

Il faudroit ſuppoſer les hommes comme il n'y en a point, pour croire la pareſſe une ſource de bonheur; l'inſenſibilité la plus entiere aux choſes de la vie manque par quelque endroit; on eſt ſenſible à une, ſi on eſt indifférent à d'autres, & cette ſeule ſuffit pour tourmenter.

Quel eſt l'homme aſſez iſolé pour n'avoir aucun devoir à remplir? aſſez à ſon aiſe pour n'avoir aucun beſoin à ſatisfaire, aucun ſoin, aucune peine à ſe donner. L'état de liberté parfaite eſt une chimere; les ames pareſſeuſes ſouffrent plus que les autres, parce qu'il leur en coûte plus de faire ce que les autres font; elles ſouffrent à proportion du degré de pareſſe où l'habitude de ne rien faire les a placés.

Je ne parle point de ces retours néceſſaires ſur elles-mêmes à la vue de ces belles actions que le courage a produites, que le monde conſacre par des éloges, & que les hiſtoires tranſmettent à la poſtérité pour l'inſtruction du genre humain. Croit-on que les ames pareſſeuſes ne ſouffrent pas alors de leur état, qu'elles ne ſe le reprochent pas; que l'idée de ce qui eſt beau, de ce qui eſt utile, qui ne s'éteint pas toujours par la pareſſe, ne ſe réveille pas pour contrarier la pareſſe même, pour oſer la condamner, pour la rendre criminelle?

Le pareſſeux voit-il ſans chagrin la famille de ſon voiſin s'accroître & s'élever par le travail? trouve-t-il dans l'inaction où il ſe croit ſi bien, un plaiſir comparable à celui d'un pere, qui voit ſes enfans jouir de ſa fortune? Les biens & les dignités qu'ils possedent sont l'ouvrage de son amour pour eux.

Le paresseux a beau parler en faveur de sa passion, il éprouve des besoins que son travail auroit remplis, il laisse peut-être tout près de la misere une famille qu'il aimoit; sa paresse devient un ver rongeur qui le déchire & qui le tue.

Tous les hommes voudroient s'exempter du travail, parce qu'ils le croient une peine. Quelques peuples portent même l'aveuglement du préjugé jusqu'à regarder le travail comme abject, comme le partage méprisable des malheureux. Dans tous les pays chauds, les hommes sont indolens & paresseux, conséquemment esclaves, indigens, ennuyés, misérables. Le climat y contribue beaucoup, le gouvernement encore d'avantage. Le despotisme ôte à l'ame toute son activité, toute son énergie; il ne fait que des esclaves découragés, ou des bandits audacieux. Telle est la véritable source de la paresse, de la misere & des désordres que l'on voit régner en Espagne, en Italie & en Sicile, c'est à dire dans les plus belles contrées de l'Europe. Voyez le Voyage de Mr. Bridonne en Sicile & à Malthe.

Si l'amour du bien-être nous porte au travail, qui seul peut nous le procurer, il est évident que l'apathie, l'indolence, la mollesse, l'incurie, l'indifférence, l'ignorance, la lâcheté, la haine du travail sont des défauts nuisibles, des vices punissables, puisque les hommes ne vivent en société, que pour travailler à leur bonheur mutuel. Ce ſont de véritables crimes dans un Souverain, dans un pere de famille, deſtinés l'un & l'autre, non à ſe livrer à tous les plaiſirs ſans modération, mais à veiller ſans ceſſe aux beſoins, à s'occuper du bien-être de ceux qui leur ſont ſubordonnés.

Il faut frapper les pareſſeux pour les tirer de la léthargie où ils ſe plongent. La France doit les travaux de Mr. de Louvois à un de ces coups heureux. Mr. Le Tellier ſon pere ayant épuiſé toutes les reſſources pour le rappeller au travail, imagina de rendre inutile pour lui ſa ſurvivance de la charge de Secrétaire d'Etat, qu'il avoit obtenue du Roi; le projet du pere changea le fils, & la gloire qui en réſulta pour ſa famille & pour l'État, dédommagea le pere de ce qu'il en avoit coûté à ſon cœur pour former un pareil deſſein.

Nous devons à des événemens de cette eſpece, à des malheurs imprévus une infinité de grands hommes qui auroient langui dans une pareſſe auſſi infructueuſe pour le bien public que pour eux. La pareſſe eſt le fléau des ſociétés, elle l'eſt des États; les hiſtoires anciennes ſont pleines des révolutions dont elle eſt la cauſe, de la chûte de pluſieurs Empires qu'elle a inſenſiblement détruits. Les Romains craignoient plus l'oiſiveté que leurs ennemis. C'eſt la pareſſe qui éteignit la premiere race de nos Rois.

La pareſſe eſt la ſource de beaucoup de crimes, parce qu'elle conduit à l'oiſiveté, reconnue pour être la mere de tous les vices. C'eſt d'elle en effet que l'on voit naître les fantaiſies les plus biſarres, les goûts les plus pervers, les plaiſirs les plus inſenſés, les amuſemens les plus futiles, les dépenſes les plus extravagantes. Il n'y a pas, dit Démocrite, de fardeau plus peſant que celui de la pareſſe; car elle eſt accompagnée de l'ennui, ſupplice rigoureux dont la nature ſe ſert pour punir tous ceux qui refuſent de s'occuper, ou qui malheureuſement ne ſavent pas le faire. Tels ſont, par une étrange fatalité, les Princes, les Puiſſans de la terre, qui devroient animer par leur exemple & vivifier les nations; le déſœuvrement habituel dans lequel ils vivent, les rend avides de ſpectacles, de fêtes, de viſites & d'autres amuſemens ſemblables, pour ſe ſouſtraire à l'ennui qui les pourſuit partout & qu'ils retrouvent partout dans ces fêtes mêmes où ils ſe promettoient de goûter les plaiſirs les plus piquans.

Les hommes ſe tourmentent peut-être trop; ils font des écarts, ils forment des projets inſenſés, ils échouent quelquefois avec d'autant plus d'éclat qu'ils ſe ſont donné plus de peine pour s'élever; ces excès ne juſtifient point les pareſſeux; il y en a qui travaillent heureuſement, que le courage anime, que la prudence conduit, que le ſuccès couronne, qui trouvent dans le bonheur qu'ils procurent aux autres, une ſource intariſſable de plaiſirs pour eux.

La pareſſe eſt trop oppoſée à la nature humaine, quelle qu'elle ſoit, pour devenir un principe de biens; il faut qu'il en coûte à l'homme pour être heureux: la regle eſt établie; qui peut s'y ſouſtraire? Le plaiſir qu'on acquiert eſt au deſſus de celui qui ſe préſente de lui-même; il eſt plus aſſuré d'être un plaiſir; toujours du plaiſir n'eſt plus du plaiſir.

Les maîtres du monde, à qui tout eſt facile, cherchent des plaiſirs, qui leur coûtent; le travail & le beſoin en ſont les légitimes peres.

La pareſſe a d'ailleurs une uniformité qui laſſe; l'ame ſe déplait dans un état qui ne change point; elle devient languiſſante. L'ame a ſes langueurs comme le corps; elles ſont l'appanage de la pareſſe; on ne ſait ni ce qu'on veut ni ce qu'on ne veut pas; ſi on s'étudioit, on ſauroit que l'ame ſe plaint de ſa pareſſe, qu'elle voudroit être agitée. Les vapeurs, cette maladie indéfiniſſable, déſignent le déſœuvrement de l'ame; elles ſont plus ordinaires aux femmes, parce qu'elles ſont plus déſœuvrées. Une vraie dévote ou une femme vraiement galante n'en ont point; celles qui ſont fort occupées n'en connoiſſent point. Les vapeurs indiquent toujours un beſoin. J'ai vu que dans les hommes c'étoit un beſoin de repos, & dans les femmes un beſoin d'agitation: quelquefois les hommes ſont femmes en ce point. L'occupation eſt l'aliment de notre ame, elle ne ſe ſoutient que lorſqu'elle eſt occupée; c'eſt le remede de l'ennui, maladie terrible, que les pareſſeux ſe gardent bien d'avouer, comme s'il n'étoit pas une ſuite néceſſaire de la pareſſe, & comme ſi on pouvoit le méconnoître aux traits marqués qui le caractériſent & à la contagion qui le ſuit.

Tandis que les autres paſſions ont ſouvent les emportemens du délire, celle-ci ſemble endormir les facultés; celui qui s'en trouve atteint, devient indifférent ſur les objets mêmes qui devroient intéreſſer tout être raiſonnable. Les pareſſeux de cette eſpece, loin de rougir d'une diſpoſition ſi peu ſociable, s'en applaudiſſent, y trouvent un charme ſecret, & quelquefois s'en vantent comme d'une vraie philoſophie.

Ils penſent bien différemment du célebre moraliſte Mr. le D. de la Rochefoucaud. La pareſſe, dit-il, toute languiſſante qu'elle eſt, uſurpe ſur tous les deſſeins & ſur toutes les actions de la vie: elle y conſume inſenſiblement les paſſions & la vertu.... De toutes les paſſions, celle qui nous eſt la plus inconnue à nous-mêmes, c'eſt la pareſſe; elle eſt la plus ardente & la plus maligne, quoique ſa force ſoit inſenſible, & que les dommages qu'elle cauſe ſoient très-cachés. Si nous conſidérons attentivement ſon pouvoir, nous verrons qu'elle ſe rend, en toute rencontre, maitreſſe de nos ſentimens, de nos intérêts, & de nos plaiſirs.... Pour donner enfin la véritable idée de cette paſſion, il faut dire que la pareſſe eſt comme la béatitude de l'ame, qui la conſole de toutes ſes per-

pertes, & lui tient lieu de tous les biens.... De tous les défauts, celui dont nous demeurons le plus aiſément d'accord, c'eſt de la pareſſe; nous nous perſuadons qu'elle tient à toutes les vertus paiſibles, & que, ſans détruire abſolument les autres, elle en ſuſpend ſeulement les fonctions. Cependant le pareſſeux eſt un poids inutile ſur la terre; il eſt mort pour la ſociété. Il ne peut être ni bon Prince, ni bon pere de famille, ni bon ami, ni bon citoyen.

A ces deux maladies, qui ſuſpendent, pour ainſi dire, les fonctions de l'ame où elle n'agit point, joignons-en une troiſieme, qui ſemble leur être contraire, où l'ame agira trop: ce ſera toujours notre même principe, qui en ſera la cauſe, & qui trouvant un ſang facile à s'enflammer, produira ſurtout ce qui peut nous attaquer & nous nuire, en nous attaquant, les tranſports de la colere; ce n'eſt plus une ame qui tremble, ou qui fuit, mais une ame qui repouſſe les traits qu'on lui lance.

CHAP. III.

De la colere.

La colere qu'on a appellée une fureur paſſagere, un commencement de folie, a dans ſon principe une eſpece de juſtice; c'eſt toujours une offenſe réelle ou apparente reçue qui la produit: mais il y a ſi peu de proportion entre le ſujet qui la fait naître, & les excès où elle ſe porte; c'eſt quelquefois un motif si léger qui l'allume; elle s'éloigne si prodigieusement de son origine; elle tourmente l'ame d'une si terrible maniere, qu'elle fait oublier le prétexte qui la fonde, pour ne laisser voir que les maux qu'elle cause.

On peut juger de ce qu'elle opere sur l'ame par l'impression qu'elle fait sur le corps; elle le réduit à une sorte d'épuisement, elle le laisse sans force, elle défigure ses traits; la promptitude de ses feux, l'embrasement qu'elle excite, les armes qu'elle fournit dans le moment de sa violence, & son peu de durée sont autant de phénomenes plus dignes des spéculations d'un philosophe que les volcans les plus fameux.

La difficulté n'est pas de l'arrêter dans l'instant qui l'annonce, c'est de la reprimer quand elle a commencé d'agir: je te châtierois, disoit Socrate à son esclave, si je n'étois pas en colere, & je te tuerois, si je m'y livrois. On n'a point d'obligation à ceux qui s'y étoient abandonnés lorsqu'elle finit; sa propre nature lui impose cette nécessité, elle est trop violente pour durer longtems.

Un homme en colere est un spectacle, qui dégrade l'humanité; il seroit tenté de se haïr, s'il étoit capable de se voir dans cet état odieux; il peut servir de leçon à ceux qui en sont témoins pour s'en préserver.

La colere ne peut pas plus répondre de ses effets que l'ivresse ou la folie; elle a encore ce désavantage que ses actions sont toutes affreuses, au lieu que celles de l'ivresse ou de la folie ne sont quelquefois que ridicules.

Dans quelques personnes la colere est une phrénésie, une courte rage, une véritable folie, qui finit par le regret: sans cela comment expliquer la conduite de quelques emportés, qui, dans les accès de leur aveugle furie, s'en prennent aux objets inanimés, frappent avec violence une table, une muraille, se blessent griévement, & vont jusqu'à braver la mort?

Un homme sujet à la colere est donc habituellement malheureux, vu que la moindre chose est capable de le troubler. Mécontent de tout le monde, tout le monde est mécontent de lui. C'est un tyran, qui soupçonne l'aversion de tous ceux dont il est environné; il est forcé de lire la terreur qu'il inspire, sur le visage de sa femme, de ses enfans, de ses valets, qui n'aspirent qu'à le voir éloigné, & qui ne respirent qu'en son absence.

On ne sauroit trop le répéter; tout homme qui n'a pas contracté l'habitude de se vaincre, est un membre nuisible à la société. Les Princes, les Grands, les riches & le menu peuple y sont le plus sujets, parce que leurs passions, dans l'enfance, ont été ou flattées ou négligées. Il seroit inutile ici de parler des effets redoutables de la colere des Rois; tout l'univers retentit des affreux rugissemens de ces lions déchaînés, ou des cris des nations désolées par leurs fureurs. Quelle différence pour l'humanité d'avoir à souffrir des fureurs d'un tyran, ou à se louer des bienfaits d'un Roi paisible, doux, débonnaire, & qui ne connoît la colere que contre le vice & le crime!

Il y a tant de honte & tant de fatigue à s'y être livré, qu'on y renonceroit sans le désir de se venger, qui subsiste & qu'on ne perd pas de vue; c'est lui qui entretient la colere, qui la rallume, qui la rappelle à ces transports de ressentiment dans lesquels l'ame n'est plus en état de proportionner sa vengeance au déplaisir qu'elle a reçu.

Il a été dit si souvent que la vengeance étoit le plaisir des Dieux, qu'on l'a cru sans examen; on s'est étourdi sur le cri de la nature, qui nous porte à pardonner, & que la vengeance la plus complette n'empêche pas de se faire entendre aux ames les plus barbares, quand elles ont assouvi leur rage. Si l'on s'étoit exercé à comparer le plaisir prétendu qu'elle donne avec le plaisir véritable qu'on trouve à pardonner, je ne puis croire que la générosité ne l'emportât pas. Peut-on douter de quel côté est la vraie grandeur, & même l'air de puissance? Et pour revenir au principe d'où je suis parti, le risque que nous courons en pardonnant, n'est-il pas inférieur à celui auquel on s'expose en poussant à bout un ennemi au désespoir? Non, la vengeance n'est pas le plaisir des Dieux, c'est celui d'une ame vile, qui sent sa foiblesse.

Si les obstacles se mettent de la partie, que les difficultés de se venger se multiplient, deviennent insurmontables, la colere, qui ne peut se contenir longtems, produit la haine, qui dure & qui agit au défaut de la colere; passion malheureuse, qui fait bien plus de mal à l'ame où elle réside qu'à celui qui en est l'objet. Haïr est le plus grand tourment de l'ame; il y a eu une Sainte, qui n'appelloit jamais le démon que ce malheureux, qui ne peut pas aimer. La satisfaction de la haine est rare & pleine d'amertume; c'est une illusion qui passe vite & qui laisse de longs regrets; on ne hait point sans faire violence au cœur, qui est fait pour aimer.

A examiner de près le commencement, le progrès & la fin de la colere, il est difficile de ne pas reconnoître que la qualité du sang y contribue beaucoup: l'amour propre & la vanité peuvent être au plus haut degré dans une ame, y produire beaucoup de mal, sans y faire naître la colere; c'est de toutes les maladies de l'ame celle qu'il seroit peut-être le plus facile de corriger, sans que la raison s'en mêlât, en s'en prenant au sang tout seul.

Dans des accès de colere, j'ai vu les veines s'enfler jusqu'à faire craindre qu'il ne s'en cassât quelqu'une; nous avons des exemples de gens morts dans un transport de colere.

Il n'est pas ordinaire autant qu'il devroit l'être d'aller à l'ame par le corps. L'impression mutuelle que ces deux êtres font l'un sur l'autre, est une indication de la nature trop marquée pour ne pas s'en servir; j'ai beau chercher ce qui peut avoir empêché les hommes d'en eſſayer ; je ne le trouve pas ; à moins qu'ils n'ayent cru ſottement ſe dégrader & s'avilir en employant la matiere qui leur eſt unie & qui eſt néceſſaire à tant de productions de l'ame, pour lui apporter du ſoulagement dans ſes maux.

Quand on étudie les hommes, on s'apperçoit qu'ils ſont plus occupés à éloigner ce qui peut leur cauſer du mal, qu'à ſe procurer ce qui peut leur faire du bien ; cette méthode viendroit-elle de ce que les maux étant en beaucoup plus grand nombre ou du moins plus ſenſibles que les biens, il eſt plus preſſé pour eux de ſe préſerver des premiers que de penſer à acquérir les ſeconds ? Quoi qu'il en ſoit, voyons ce que cette recherche déſordonnée des biens produit dans l'ame, & plaçons tout ce qui les regarde ſous les titres de l'avarice, de l'ambition & de l'amour, maladies plus générales qu'on ne croit & qu'on déguiſe de tant de manieres.

CHAP. IV.

De l'Avarice.

Le genre humain, qui a étendu & perfectionné ſes connoiſſances par le ſeul privilege du tems, qui amene autant de choſes qu'il en détruit, ſemble avoir laiſſé celle des paſſions ſans progrès ; je ne ſais même ſi nos anciens de quelques mille ans n'y étoient pas plus habiles que nous. Il ſeroit facile de recueillir ce qu'ils en ont dit; la comparaiſon ne ſeroit pas à l'avantage des modernes.

Quoi qu'il en ſoit, les uns & les autres me paroiſſent être reſtés fort au deſſous de ce qu'ils auroient pu dire ſur l'avarice. Philoſtrate dans ſes tableaux, ni Théophraſte dans ſes caracteres n'ont pas rendu cette paſſion ce qu'elle eſt; on diroit qu'ils ont voulu l'épargner; ils ont craint de lui donner un poignard, comme ſi elle n'étoit pas cruelle; ils l'ont crue uniquement occupée de la garde de ſes tréſors, ſans faire attention à tout ce qu'elle étoit capable d'immoler plutôt que d'y toucher; ils n'ont pas ſuppoſé les vices qui l'accompagnent & qui en ſont inſéparables. Je la peindrois avec cent yeux, la crainte à ſa droite & le ſoupçon à ſa gauche, le corps ſec & décharné, couverte des haillons de la miſere, tenant d'une main la bourſe, qui renferme ſon or, & armée de l'autre pour le défendre. Perçons la forme extérieure qui l'enveloppe & qui voile encore de plus grandes horreurs, voyons l'ame de l'avare en proie à toutes ſes douleurs; car c'eſt à ce que doit ſouffrir ſon ame que je me borne, ſans entrer dans la diſcuſſion des maux qu'elle répand ſur la terre & qui ne ſont pas de mon ſujet. C'eſt contr'elle même qu'elle exerce ſa fureur; elle ſe prive des biens dont elle a privé les autres; ce n'eſt pas aſſez de l'envisager dénuée de toutes les douceurs qu'amene l'uſage des richeſſes; elle éprouve tous les beſoins auxquels les richeſſes remédient, & ces besoins affectent l'ame. Laissons la joie d'amasser, car il en est une pour les avares, que les autres ne comprennent pas. N'épluchons point ce qu'il leur en coûte pour se la procurer, les injustices, les bassesses, les infamies qui la fondent, les ridicules qui l'accompagnent, l'opprobre qui la suit; joie misérable, puisqu'elle est seule; qui fait verser des larmes à une famille, à une société entiere, qui en sont les victimes; joie qui n'est ni selon Dieu ni selon les hommes; joie bornée à la contemplation d'une matiere vile en elle-même, qui n'a d'éclat que celui qu'un bon emploi lui donne; joie que fuient les jeux & les ris, dont elle devroit être la mere; joie pire que la douleur même, & qui ne peut surmonter les besoins de toutes les sortes, comme je l'ai dit d'abord, qui assiégent l'ame de l'avare, qui la tourmentent de tant de manieres; besoins du corps multipliés dans les divers états où il se trouve, qui croissent avec l'âge, & qu'il craint de soulager.

On peut dire de toutes les passions qu'elles dominent l'ame, qu'elles la tyrannisent. Y en a-t-il une dont l'empire soit si cruel? Les autres lui donnent des satisfactions qui, quelque défectueuses qu'elles soient dans leur principe, l'agitent agréablement, & lui font produire quelquefois des actions merveilleuses, qui le disputent en apparence à la vertu même.

Personne n'est la dupe des opérations de l'avarice; les noms de tempérance & de sobriété qu'elle donne à ſa table; ce qu'elle appelle ſimplicité dans les habits, dans les meubles, modération dans les plaiſirs, mortification dans la fuite des plaiſirs honnêtes, prévoyance pour l'avenir, ne ſont que des noms empruntés, qui couvrent mal les vices réels dont l'avare ſouffre tout le premier, qui l'enchaînent, qui ne lui permettent pas le moindre écart. Voyez le malade préférant à la ſanté & à la vie la conſervation de ſon tréſor, dédaignant tous les ſecours, qui coûtent, & mourant plus occupé de ce que deviendront ſes richeſſes après lui, que de ce que deviendra ſon ame, qui ne lui avoit pas été donnée pour l'avilir ainſi, qu'il a rendue malheureuſe, eſclave, odieuſe à tout le monde. L'avare ne peut ſe diſſimuler le mépris qu'on a pour lui, la haine qu'on lui porte, les ſouhaits intérieurs qu'on fait pour en voir la terre purgée; les applaudiſſemens qu'il ſe donne tout ſeul, ne ſont que ſur ſes levres, ne le dédommagent pas des peines intérieures qui le dévorent: je ne parle pas de ſes allarmes, de ſes défiances, de ſes privations, qui ont chacune leur genre de ſupplice. Combien de fois ſe peint-il le plaiſir de ſes héritiers à dépenſer ſon or, les malédictions qu'ils lui donnent ſur la durée de ſa vie; peintures affreuſes qui ne le corrigent pas dans ſon adminiſtration, qui le déſeſperent, qui lui font imaginer mille moyens auſſi biſarres qu'inutiles pour dérober ſes richeſſes à leur avidité? Jettons un voile ſur les ames de cette eſpece, elles déshonorent l'humanité, elles l'outragent, elles la rendent insociable, elles attaquent les vertus naturelles, qui sont son apanage, la bienfaisance, la pitié, la miséricorde.

L'avare n'ignore peut-être pas tous les plaisirs de l'esprit, qui ne coûtent rien; mais il y porte au moins cette épargne dont il a l'habitude, & si opposée à ses progrès; il ignore absolument ceux de l'ame, qui sont les plus vifs & les plus touchans. L'amitié fuit loin des lieux qu'il habite, & qu'il infecte; il est seul dans l'univers, & il mérite de l'être. Ces noms délicieux de pere & d'époux lui imposent des devoirs, qu'il déteste; il se voit aussi malheureux de l'être, que les autres ont de raisons de s'en féliciter.

Peut-on mettre quelque comparaison entre l'avarice & la prodigalité? Celle-ci, quoique souvent suivie de remords, qui l'affligent & qui la punissent, a enrichi la société que l'autre a appauvrie. Le prodigue s'est amusé de ce qui fait le désespoir de l'avare, & dans sa plus grande détresse il est encore moins malheureux que lui; s'il manque de ce que l'autre a de trop, la disette leur est commune, il n'est pas agité comme l'avare de la crainte de perdre ce qu'il n'a pas. S'il y a de l'injustice dans l'un & dans l'autre, celle de l'avare est bien supérieure par les excès où il s'est porté pour acquérir & pour conserver. Si les familles crient & les maudissent tous deux, elles plaignent le prodigue en le condamnant, haïssent l'avare en jouissant des richeſſes, qu'il leur a laiſſé déſirer ſi longtems. N'y en a-t-il pas qui manquent de tems pour en jouïr, & qui finiſſent trop tôt pour être dédommagés de ce qu'ils ont ſouffert? Je ne vois point de remede à l'avarice; il lui faudroit des punitions, qui intimidaſſent ceux qui en ſont coupables. La ſociété ſeroit intéreſſée à ne pas la laiſſer impunie comme elle eſt. Combien de vices ſont l'objet des loix, ſans être auſſi funeſtes aux hommes que l'avarice.

La prodigalité eſt le vice contraire à celui de l'avarice. Le prodigue n'eſt pas un être bienfaiſant; c'eſt un inſenſé. Un Prince, qui a cette folie, que l'on décore ſouvent du nom de bienfaiſance, force ſes peuples de gémir pour le mettre en état de ſe ſatisfaire. L'homme ſage ſait uſer de la fortune; l'homme vain, vicieux, devient prodigue & en abuſe.

L'avare & le prodigue ont cela de commun, que ni l'un ni l'autre ne connoiſſent le bon uſage des richeſſes qu'ils déſirent également. L'un eſt avide pour amaſſer, l'autre eſt avide pour avoir dequoi dépenſer. Tous deux, quand ils le peuvent, montrent une égale rapacité, qui les rend injuſtes & criminels: tous deux ne ſont ni aimés ni eſtimés, parce que l'avare ne fait du bien à perſonne, & que le prodigue n'oblige que des ingrats.

CHAP. V.

De l'Ambition.

Rien ne ressemble plus à la grandeur d'ame que l'ambition; c'est la même élévation, le même langage, le même travail, & rien n'en est plus éloigné en effet. Il en est de l'état de ces ames ambitieuses, comme de ces visages bouffis, qui ont l'air de la santé & qui sont plus malades qu'ils ne paroissent.

Il n'est pas si facile qu'on pourroit croire de distinguer l'ambition de ce qui ne l'est pas; on confond tous les jours l'amour de la gloire, l'émulation, avec cette passion, qui est le fleau des États, quand elle anime les Rois, & qui est la destruction des loix de la société dans les particuliers. Charles XII. fut pour ses sujets ce que Cromvel fut pour sa patrie: ils leur firent beaucoup de mal & point de bien.

Les prétendus biens qui ont résulté quelquefois de l'ambition, sont l'effet de l'ébranlement général & convulsif, qu'elle imprime, & que le désordre même produit; & ces biens que sont-ils, si l'on considere le sang qu'ils ont coûté, les crimes affreux dont ils sont les fruits. Le repos & l'abondance dont on jouit dans un tems, n'effacent pas de l'histoire des hommes les violences & les excès qu'ont soufferts ceux qui ne sont plus. Les révolutions qui ont renversé des trônes, qui en ont élevé d'autres, qui ont fait périr des millions d'hommes, juſtifient-elles l'ambition qui les a cauſées, parce qu'elles ſont paſſées, & qu'on n'y eſt plus expoſé?

Il n'y a point de mal commis, qui ne tourne au profit de quelqu'un, qui ne devienne un bien pour un autre: cette raiſon n'excuſe pas le crime, ne lui ôte point le titre odieux que la nature lui donne.

L'inquiétude & l'agitation que l'ambition traîne après elle, devroient ſuffire pour en détacher; c'eſt une maîtreſſe impérieuſe qui colore ſes prétentions des noms les plus flatteurs, qui ne ſouffre aucun de ces tempéramens, qui la modifient; elle perdroit ſon nom, ſi l'humanité & la prudence ſe mêloient de ſa conduite; elle veut régner ſeule ſur ſes eſclaves, elle ne ſe permet que ce qui peut la conduire à la fin la plus éclatante, elle ferme les yeux aux dangers, qui l'environnent, elle bouche ſes oreilles aux cris des malheureux qu'elle immole, & quoi qu'il en doive coûter à celui qu'elle immole il devient par ſa chûte ou par ſes forfaits un exemple formidable de ſa puiſſance. On appelle mal à propos illuſtres ceux qu'elle a conduits au faîte des honneurs; il eſt impoſſible qu'ils en jouiſſent quand ils y ſont parvenus; ce ſont des gens qui dans la fureur du combat n'ont pas ſenti les coups qu'on leur portoit, qui ſe trouvent bleſſés & couverts de ſang, lorſqu'il eſt fini. Il n'y a point de repos, point de paix pour l'ambitieux; ſes ſuccès l'enflamment & l'irritent, ſes diſgraces le déſeſperent.

La fable de Prométhée eſt la réalité de ſon état; l'ambition eſt le vautour, qui le dévore ſans ceſſe; auſſi malheureux que lui, il eſt plus criminel; ils ne ſe reſſemblent que dans la punition. L'ambitieux renouvelle ſes forfaits autant qu'il eſt en ſon pouvoir; les loix ſacrées de la nature s'offrent envain à ſon cœur; il écarte tout ce qui retarde ſes projets, il fuit ce qui feroit ſon bonheur, pour courir après une ombre de bien, qui ne le conduit qu'au mal.

La grandeur d'ame eſt la rivale de l'ambition & n'eſt point ſa ſœur ni ſa fille; la premiere eſt auſſi déſintéreſſée que l'autre eſt avide; elle aime les grandes choſes partout où elle les trouve; elle les aide & les fait valoir dans les autres, au lieu de les détruire; tout ce qui eſt beau lui appartient, elle y prend part. L'ame dans cet état n'a de peine que de ne pas faire autant d'heureux qu'elle voudroit; ceux qu'elle fait, la conſolent de ceux que la fortune ou les circonſtances lui enlevent; elle ſait qu'il n'appartient qu'aux Dieux de faire tout le bien qu'ils veulent; elle n'eſt jamais embaraſſée ſur le choix des objets qui doivent la fixer. Ceux qui conſultent ſur ce qui ſeroit grand, ne connoiſſent pas la vraie grandeur.

On nomme donc mal à propos l'ambition la paſſion des grandes ames: elle n'eſt ordinairement que l'effet d'une vanité remuante, inquiete & mécontente de ſon ſort. Cette faim exceſſive de dominer eſt une folie, qui, au lieu de conduire à la vraie gloire, conduit à l'exécration publique. On voit dans le temple de la gloire les noms des hommes qui ont travaillé au bonheur de leurs semblables; ils y ont été gravés par les mains de la reconnoissance, de la bienfaisance & de la vertu. A la honte de l'humanité, la basse flatterie & la démence y ont introduit les noms de ces fleaux du genre humain, dont les exploits n'ont reçu leur brillant & leur éclat que de celui du fer & du feu, avec lesquels ils ont porté partout les horreurs du carnage & de la désolation. Leurs noms y sont inscrits, mais avec le sang des hommes, & ne sont parvenus jusqu'à nous, qu'à travers les cris, les plaintes & les larmes des malheureux qu'ils ont immolés à leur cruelle ambition.

L'amour de la gloire qu'on vante si fort, est quelquefois le germe des belles actions; mais il tient plus de l'ambition que de la grandeur d'ame; il n'est pas à beaucoup près si éclairé; il confond les objets, il lui arrive plus souvent de tourmenter l'ame que de la satisfaire, il donne dans des travers, il ne mérite pas toujours les éloges qu'on lui prodigue; s'il est accompagné de quelques principes certains, il dégénere aussi & tourne à la chimere. Tout le monde ne définit pas la gloire de la même maniere; il n'y en a pourtant qu'une véritable. On passe l'amour de la gloire à ceux chez qui on craindroit des vices; on aime mieux les voir téméraires que lâches & paresseux; c'est une qualité moins nuiſible à la ſociété que l'autre; la ſeve en eſt bonne, mais que de ſoins n'exige-t-elle pas pour venir à bien, pour porter de bons fruits?

L'émulation ſuppoſe moins de génie, mais elle ne l'exclut pas; c'eſt une ame qui a honte de ce qu'elle eſt encore vis à vis celles qui s'élevent & qui ſe font un nom. Les premiers grands hommes n'avoient point de modele; ils trouvoient dans eux-mêmes plus de motifs qu'il n'en falloit pour devenir ce qu'ils ont été. Il y a une ſorte de reproche à faire à ceux à qui les exemples ſont néceſſaires pour ſoutenir leur ardeur, comme les alimens pour conſerver leur vie. Nous ſerions heureux qu'il y eût beaucoup d'émulation, tout le monde y gagneroit; on n'a d'émulation que pour le bien, & le bien fait le bonheur de la ſociété.

L'imitation eſt encore au deſſous; c'eſt une petiteſſe d'ame, qui tient de l'eſclavage; ce n'eſt pas connoître ſes bornes, c'eſt en avoir de reſſerrées. Rien ne ſuppoſe moins de liberté; le diſcernement y échoue le plus ſouvent; la preuve en eſt dans le défigurement des originaux qu'on copie, on n'imite pas ce qui ſeroit digne d'être imité; ce ſont les défauts, les ridicules même, qu'on prend par préférence; l'imitateur n'oſe ou ne peut pas penſer d'après lui; il fait l'office des traducteurs, incapables de produire: il répete ce que les autres ont produit; la dépenſe qu'il fait peut tourner au profit des hommes, qui ne ſont pas

en

dans l'usage de remercier ceux qui le leur procurent.

La vanité est trop associée à l'ambition pour l'en séparer; elle en est quelquefois la premiere source; il y a des ambitieux qui ne le sont que par vanité, & il n'y a point au moins d'ambitieux qui n'ait de la vanité. Cette passion ne paroissoit pas faite pour les hommes; ils ont tant de sujets d'être modestes qu'il ne semble pas naturel qu'ils ne le soient pas; ce qui devroit les humilier, est précisément ce qui les a enorgueillis; l'abondance des biens qui les environnent leur a fait croire qu'ils en étoient dignes, quoiqu'ils sussent bien qu'ils ne venoient pas d'eux, & qu'ils ne les avoient pas mérités. Le peu de durée de ces mêmes biens, les variations auxquelles ils sont sujets, leur incapacité à remplir le cœur étoient de nouveaux motifs de ne pas en tirer vanité.

Il est bien singulier que des hommes foibles, caducs, sujets à toutes les impressions des sens, esclaves de la matiere, ne pouvant rien par eux-mêmes, paîtris de misere, trouvant des obstacles à l'acquisition de tout ce qu'ils désirent, à tout ce qu'ils cherchent, soient susceptibles de vanité. La vanité est un jugement injuste de ce qu'on vaut; il n'y a donc qu'un défaut d'esprit & de réflexion qui puisse le produire. Il est donc faux que les gens qui ont le plus d'esprit soient les plus vains; ce seroit une raison pour leur en croire moins.

Les ames de cette eſpece ſont toujours punies du déſordre de leurs penſées; elles ont à ſouffrir tous les jours & à tous les inſtans; mieux elles penſent d'elles & moins elles trouvent de gens qui les admirent; ce vice tourmente plus ceux qui en ſont atteints que ceux qui en ſont l'objet. La ſupériorité que donnent les richeſſes fait honte quand elles ſont ſeules, & quoiqu'il ſoit à la mode que la vanité ſoit à leur ſuite, cette mode n'en ôte pas le ridicule; le beſoin qu'on a des riches n'empêche pas de leur faire ſentir qu'ils ſont dupes de ſe croire eſtimables parce qu'ils ſont riches.

On peut être affligé de n'être pas riche; on s'en conſole, à moins que la vanité n'en ſoit le motif. Alors on eſt inconſolable. Cette vanité ſe mêle à tout; l'eſprit, la figure, les vêtemens ſont de ſon reſſort. On ſouffre de ce qu'un autre a bien parlé. Telle femme n'éprouve une triſteſſe, une mélancolie profonde que pour n'avoir pas été regardée avec autant d'attention que ſon amie; il n'en faut pas d'avantage pour les brouiller; l'amitié entre les femmes ne va pas plus loin. Les jeunes perſonnes ſont auſſi fieres de leur parure que de leur beauté.

Un Auteur ne pardonne jamais à ceux qui l'ont critiqué; c'eſt la vanité qui fait dire aux Savans dans leurs diſputes des groſſieretés, qu'on ne pardonneroit pas au plus bas peuple. Que ne produit pas la rivalité de l'eſprit & du métier? Elle eſt au point qu'on ne peut pas demander à un poëte ce qu'il penſe d'un autre poëte; il ſeroit encore plus dangereux d'en louer un en préſence d'un autre. L'état des Rois eſt ſi élevé au deſſus des autres, qu'il devroit les garantir de cette paſſion; cependant tel Monarque n'a fait la guerre, n'a ruiné ſes États que pour ſe venger d'une injure qu'il devoit mépriſer, & qui ne méritoit pas au moins d'être lavée dans le ſang des hommes.

On attribue à beaucoup de paſſion ce qui n'eſt que l'ouvrage de la vanité; elle a plus de part qu'on ne croit aux commerces de galanterie; l'amour ne fait pas tout ce qu'on lui attribue, ſouvent il n'y entre pour rien. D'ailleurs on ne prend pas toujours pour vanité ce qui l'eſt. Cette religieuſe, qui, avant que d'en aller voir une autre, s'informa ſi elle auroit la droite, croyoit n'avoir en vue que les droits de ſon monaſtere; elle ne ſentit peut-être que ſa demande étoit vaine, que lorſque l'autre lui répondit qu'elle ne diſtinguoit ſa main droite de ſa main gauche que pour faire le ſigne de la croix. La vanité ſe niche plus ſouvent ſous la haire que ſous la pourpre. Diogene, qui fouloit aux pieds ce qu'il appelloit le faſte & l'orgueil de Platon, fut accuſé de faſte & d'orgueil lui-même.

On eſt obligé de conſoler des gens, que leur vanité exceſſive afflige ſérieuſement. Ils prennent pour outrage un mot, une démarche, qui n'avoit point d'objet, ou qui ne les regardoit pas: leur chagrin, pour être ridicule, n'en eſt pas moins un chagrin. Je laiſſe à d'autres le détail des folies, que la vanité fait faire; je ne l'ai envisagée que comme une maladie fort commune, dont les symptômes sont faciles à voir, que l'éducation établit, que l'habitude augmente, que les revers & la pauvreté ne détruisent pas. Marius, assis sur les ruines de Carthage, se croyoit encore un exemple de l'injustice du sort. Annibal, qui se disoit le second héros du monde, quoique vaincu, avouoit à Scipion qu'il se seroit mis le premier s'il eût été son vainqueur.

Si nous examinions ceux qui ont montré de la fermeté dans les révolutions de la fortune, nous en trouverions peu qui ne dussent cette apparence de vertu à leur vanité naturelle. La vanité blessée est peut-être le plus grand supplice de ceux qui sont tombés du faîte des grandeurs. La privation des commodités de la vie est moindre pour eux que celle des distinctions & des hommages. A qui arrive-t-il de vouloir être quelque chose dans le monde par un motif plus noble que celui de la vanité?

Un homme vain n'est jamais tranquille; on ne sent pas assez ce qu'il vaut, on ne lui rend pas la justice qu'il croit mériter, on ne le loue pas comme il voudroit, son triomphe dépend de la dignité & du mérite de ceux qu'il a vaincus, ses peines sont fréquentes & ses plaisirs sont rares.

La vraie modestie ne se trouve presqu'en aucun homme; c'est une grande justesse, un grand discernement qui l'établit; l'expérience la perfectionneroit, si avant que d'arriver la modestie n'étoit pas étouffée par l'habitude de la vanité qui est universelle; il n'y a qu'une bonne philosophie qui l'adoucisse, qui la diminue & qui la corrige quelquefois tout à fait. On dit que la fréquentation des gens au dessus de soi donne de la modestie; elle inspire plutôt du dépit & de la vanité; la vue des Seigneurs donne de l'envie aux paysans; leur bonheur seroit de ne les voir ni ne les connoître.

La fierté produit la vanité au dehors; elle étale ses prétentions, elle exige qu'on s'y soumette; de là cette insolence qui révolte, qui paroît insupportable; on cherche, on examine alors surquoi elle est fondée, & comme il n'y a personne qui ait raison d'être fier, on fuit avec soin ceux qui le sont; les sentimens élevés qu'elle inspire, ne dédommagent personne du mépris qu'elle affecte; l'amour propre ne le lui pardonne pas. La naissance est un effet du hazard, qui impose l'obligation de ne pas dégénérer; elle n'autorise pas la fierté.

Je crois moins la hauteur un fruit de la vanité que de la dureté; les gens hauts sont rarement tendres; ils peuvent être passionnés, emportés; ils veulent être aimés, mais ils n'aiment pas.

L'orgueil est une complaisance en son propre mérite; c'est un titre d'excellence qu'on se donne; il ne se marque que par les ridicules, qui l'accompagnent; il excite la risée de ceux qui en sont les témoins; il fait quelquefois ces grands menteurs dont on ſe défie tant. Quand l'orgueil n'eſt revêtu d'aucun mérite, il fait les glorieux, la plus pauvre eſpece du monde; on leur ſuppoſe une ame ſi petite, ſi avengle, & ſi dénuée de biens, qu'on n'entreprend pas de les corriger; on ne ſe donne pas la peine d'en rire; ils ne le méritent pas.

L'envie eſt une dépendance de l'ambition; elle n'eſt pas au moins ſi différente d'elle qu'on le croiroit d'abord; elle eſt plus vile, plus baſſe dans les objets qui l'excitent; les procédés ſont les mêmes & le tourment qu'elle donne à l'ame eſt égal. On pourroit dire que l'ambition ne ſe propoſe que de grandes choſes, & que l'envie s'étend à tout. Connoiſſez-vous en effet des envieux par caractere qui ne le ſoient pas de tout ce qui ſe préſente à leurs yeux? C'eſt avec eux qu'il faut ſe taire ſur ce qu'on a, ſur ce qu'on eſpere, pour ne pas les irriter; ils reſſemblent à ces malades, qui ne peuvent ſouffrir la lumiere. Ecoutez-les ſur ce qui fait l'admiration des autres, & vous jugerez de la peine intérieure qu'ils reſſentent; ils ne ſavent pas qu'applaudir eſt un plaiſir, & que critiquer eſt une douleur pour les belles ames; ils croient alléger le chagrin, que le bien d'autrui leur cauſe, en le dénigrant, en le ravalant, en affectant de mépriſer ce qu'ils ne peuvent s'empêcher d'eſtimer. Cette maladie eſt plus étendue qu'on ne penſe: la peinture en eſt ſi odieuſe qu'on n'oſe croire qu'elle ſoit le portrait de beaucoup de gens. Perſonne ne l'a ſi bien définie qu'Ovide au ſecond Livre de ſes

Métamorphoses. La pâleur & la maigreur se disputent à qui la caractérisera le mieux; sa langue distile le venin dont son cœur est abreuvé; le sommeil fuit loin de ses yeux, que les soucis ne lui permettent pas de fermer; les succès des autres sont son supplice le plus grand; elle ne rit qu'à la vue des douleurs qu'ils éprouvent, elle ne pleure que quand ils sont contens. Y a-t-il une peste plus dangereuse dans la société que les envieux? Il paroîtroit plutôt facile de les abandonner à eux-mêmes pour toute punition; on ne leur en infligera point de plus grande que celle qu'ils se font. On s'en tiendroit là, si l'on n'avoit rien à appréhender de leur fureur: mais voyez-les agir dans le sein de leurs familles, au milieu de leurs amis; il veulent des préférences marquées, ou pour mieux dire, ils n'ont ni famille, ni amis; ils envient le mérite de leurs enfans & les bonnes qualités de leurs amis; n'en avons-nous pas des exemples terribles?

Quelque état qu'ils remplissent, s'ils ne peuvent l'emporter sur leurs associés par leurs talens, ils s'efforcent d'en venir à bout par leurs intrigues, par leurs discours empoisonnés. C'est l'envie qui employa & qui inventa peut-être cette maxime abominable de Machiavel, & qui n'a eu que trop de succès: *Calomniez toujours, parce que quelque effort que fasse celui qui est calomnié, il lui en restera une tache, une flétrissure qui ne s'effacera jamais;* les gens sages, dit on, n'y croiront pas; mais le nombre de ceux qui veulent des preuves, est si petit qu'il n'y a que le nombre de ceux qui ſavent les apprécier qui le ſoit moins. La multitude donne le ton, & la multitude eſt aveugle. N'eſt-ce pas l'envie qui, dans tous les tems, a pourſuivi le mérite, l'a perſécuté, a tramé des intrigues, eſt venue à bout de le détruire? C'eſt elle qui prépara la ciguë, qui donna la mort à Socrate. Combien d'autres victimes illuſtres n'a-t-elle pas immolé à ſes fureurs? Quelle paſſion que l'envie! C'eſt la plus cruelle des Euménides; elle ſuit l'homme de mérite juſqu'au bord de la tombe; là elle diſparoît, & la juſtice des ſiecles s'aſſied à ſa place.

Il faudroit prévenir ce vice odieux, auſſi nuiſible à la ſociété qu'à celui qui en eſt imbu. C'eſt ce qu'on ne fait pas. On n'apprend à perſonne à être bon, à louer ce qui eſt digne de louange, à s'efforcer de valoir ceux qu'on admire; on rit des petites malices d'un enfant; on cultive, on accroit le germe de l'envie, qui commence à naître dans ſon cœur; on ne trouve d'eſprit qu'à ceux qui ſont méchans, louange funeſte qui accoutume l'enfance à la méchanceté, à l'envie & à tous les forfaits qu'elles produiſent; car ſi l'on y prend garde, c'eſt l'envie qui engendre la méchanceté; on n'eſt vraiment méchant que parce qu'on eſt envieux. Ne diſons pas des gens méchans qu'ils ont beaucoup d'eſprit, rien n'eſt plus faux; la méchanceté eſt la preuve de ſon inſuffiſance; diſons, & nous dirons vrai, que les gens méchans ont beaucoup d'envie. Qu'il ſeroit facile de réſiſter à ce penchant funeste! quelle morale on pourroit employer contre les premiers essais de l'envie! Non, il ne seroit pas difficile de tourner l'envie en émulation & de faire des hommes au lieu de faire des monstres.

CHAP. VI.

De l'Amour.

Il est inutile de dire aux hommes: si vous l'aviez voulu, l'amour seroit le plaisir de vos ames, au lieu d'en être la douleur; il adouciroit vos autres maux, au lieu de les aggraver; il seroit le pere de la nature entiere, au lieu d'en être le tyran. Le mal est fait, nous ne le corrigerons pas. De tous les abus que la corruption humaine a introduits, celui de l'amour est le plus grand de tous: on a converti en poison le baume de la vie; on lui a ôté la simplicité, la bonne foi & la liberté qui le caractérisoient; je ne sais s'il a existé quelque part avec ses admirables attributs. La Fontaine a dit:

L'Amour est mort, le pauvre compagnon fut enterré sur les bords du Lignon. Je le crois mort avant que d'être né, si l'on peut parler ainsi; le monde auroit-il été quelque tems sans se tromper sur cet objet important de son bonheur? Il n'a existé que dans quelques livres, où l'on trouve encore son image; si quelques cœurs ont voulu le réaliser, ils ont été troublés dans leur projet; le torrent les a entraînés, ils ont payé par des larmes les douceurs qu'ils avoient goûtées. On lui a ſubſtitué des vices qui ne lui reſſemblent que par le nom qu'on leur a donné, & qu'ils ne méritent pas. Nous n'en ſommes pas à croire que tout ce qui porte le nom d'amour en ſoit un effet. Les Anciens l'ont donné à l'attrait mutuel des ſexes; ils l'ont étendu juſqu'aux animaux, juſqu'aux plantes mêmes; ils ne l'ont refuſé à rien de ce qui reſpire; ils ont mis dans cette matiere déja immenſe une confuſion d'idées qn'il paroît impoſſible d'éclaircir & de ramener à la vérité. Il étoit chez les Grecs & chez les Romains, comme chez les peuples qui les avoient précédés, ce qu'il eſt parmi nous, une vraie maladie & la plus dangereuſe de toutes. Que de monumens terribles n'avons-nous pas de ſes agitations & de ſes fureurs! La terre eſt pleine de ſes effets biſarres, prodigieux; c'eſt la paſſion la plus forte, *fortis ut mors dilectio;* elle pouvoit être légitime, réglée; ſon principe vient de l'auteur de la nature; mais les applications qu'on en fait, ſont preſque toutes illégitimes, déréglées; il ſemble que ce qui lui eſt permis ou ordonné, l'offenſe ou l'éteint; le dégoût ou la jalouſie en détruiſent le charme, en altérent ſi fort la douceur qu'elle eſt alors la ſource de nos maux les plus cruels.

On a dit l'Amour fils de Vénus, & l'on a eu raiſon, ſi l'on a conſidéré Vénus comme l'inſtinct de la nature pour la propagation des êtres, ou comme la beauté naturelle, lorſqu'elle eſt accompagnée des graces; car c'eſt cette beauté qui enchante, qui enflamme & qui ravit les cœurs. Elle devient par-là la mere de l'amour. Elle a tous les attraits, tous les appas imaginables; mais ſa phyſionomie perd beaucoup dès que l'art y travaille. Elle n'eſt ſéduiſante que lorſque le cœur s'y peint avec toute ſa pureté, ſa candeur & ſa délicateſſe.

L'oiſiveté eſt peut-être plus favorable à cette paſſion que les livres & les ſpectacles établis pour la faire naître ou la réveiller. Ceux qui travaillent beaucoup en ſouffrent rarement ou beaucoup moins que les autres. L'amour des corps eſt le ſeul qu'ils éprouvent, & ils en trouvent quelquefois le remede dans leur occupation même; on ne connoît dans les campagnes que celui-là & l'on s'en plaint peu; il n'eſt là qu'un beſoin, où l'ame n'a d'autre part que celle quelle prend à toutes les ſatisfactions animales.

L'amour n'eſt point une fatalité inévitable, comme on le croit; il eſt facile de lui réſiſter quand il commence, difficile de s'en guérir quand il a plu: on s'en délivre auſſi quelquefois, ſans qu'on s'en mêle, lorſqu'il vieillit; il y en a chez qui il ne meurt jamais. On en a fait une Divinité capricieuſe qui n'exiſte pas; chacun a dans ſon ſein ce prétendu Dieu, qui le ſatisfait & le tourmente tour à tour; ceux à qui il ne préſente que des roſes, y mêlent des épines, que la nature n'y a pas placées; il ne devroit y avoir que la privation de ce qu'on aime, qui fût un mal. Nous disons tous & l'opéra le dit aussi: on est heureux quand on aime; mais nous ne le disons qu'en chantant, & nous faisons si bien que ce n'est en effet qu'une chanson.

Ce sentiment est cependant le charme de la vie; il diminue les peines, il double les plaisirs; il rend la vertu plus aimable; c'est le besoin des belles ames; c'est la source de l'héroïsme. C'est l'attrait de toute la nature.

La jalousie dévore ceux que l'amour semble favoriser le plus; les Auteurs qui l'ont définie, prétendent qu'elle est fille de l'amour, qu'il manqueroit de délicatesse s'il manquoit de jalousie, qu'elle en est un effet nécessaire; c'est prétendre qu'on doit être malheureux dans le sein même du bonheur; car la jalousie est sans contredit une des plus douloureuses maladies de l'ame; elle aveugle la raison, elle se fait des monstres pour les combattre, elle tire l'excès du mal de l'excès du bien; c'est la perte des cœurs; il y a eu des hommes qu'elle a armés du glaive contre eux-mêmes & contre les objets les plus fideles.

Hérode & Rhadamiste ont donné au monde le plus redoutable exemple de sa fureur. La bonne opinion que les jaloux ont de leurs sentimens, n'est pas si bien fondée qu'ils le prétendent; ils ont beau se moquer des raisonnemens qu'on leur fait pour les apaiser, chérir la maladie qui les tue, croire qu'elle leur fait honneur, qu'ils la doivent à la vivacité & à la délicatesse de leur passion; ils ne voient pas, & comment le verroient-ils, eux à qui la jalousie a mis le voile le plus épais & le plus sombre sur les yeux? ils ne voient pas que c'est un excès de leur amour propre, qu'ils s'estiment trop pour présumer assez bien des autres, qu'ils croient leur excellence digne des sacrifices de toutes les sortes; l'air qu'on respire, n'est plus innocent; ils voudroient que la laideur pût prendre la place de la beauté qu'ils idolâtrent. Malheureusement il en est de la jalousie comme de la peur; la raison n'y fait rien, l'expérience même ne la corrige pas . . . .

Je ne parle point de l'inégalité de l'amour dans les cœurs qui se livrent à ses charmes, de quel malheur cette inégalité est presque toujours la source; on ne l'apperçoit que lorsqu'il n'est plus tems: de combien d'hommes cette vue a fait le désespoir le reste de leur vie?

Le manege des coquettes; la mauvaise foi de ceux qui abusent de leur triomphe, qui s'honorent des foiblesses qu'on a pour eux; la dépravation de ces commerces de galanterie, qui n'ont que la grossiereté pour objet; ce libertinage décidé, & qui n'est que trop à la mode, dans lequel on couvre les prétentions les plus honteuses du voile respectable de l'amour; toutes ces miseres sont assez connues, & malgré le préjugé qui les lie à l'amour, elles en sont trop indépendantes, trop éloignées pour les confondre avec lui; ce ne ſont pas là de ſimples maladies de l'ame, ce ſont des vices, que ne peuvent ſe déguiſer ceux qui en ſont atteints, & auxquels les remedes étrangers ſont inutiles; on les trouve dans le fond de ſon cœur, lorſqu'on veut comparer ſa conduite avec les loix de la raiſon, de l'honneur & de la probité, qui y ſont écrites, & que de pareils déſordres n'effacent jamais.

Ce qu'ont dit les peres ſpirituels de la fuite des occaſions pour conſerver la vertu, n'a jamais été mieux appliqué qu'à l'amour; ce n'eſt qu'en fuyant qu'on peut en triompher; c'eſt un ennemi qui a trop d'intelligences avec nous pour oſer lui réſiſter en face; le plaiſir de vivre ſans les peines qui le ſuivent, eſt bien ſupérieur à la peine de vivre ſans les plaiſirs qu'il peut donner.

CHAP. VII.

De l'Amour de ſoi-même.

L'ame a deux facultés générales, l'entendement & la volonté. Par l'entendement elle connoît les objets; par la volonté, elle s'y attache ou s'en éloigne. Il y a deux manieres d'être de l'homme, où ces facultés s'écartent de leur point naturel, ſoit en plus ſoit en moins. Dans la bétiſe, l'ame eſt peu en état de faire ſes fonctions. Dans la folie, l'exercice des facultés de l'ame eſt portée à l'excès. C'eſt donc le milieu entre ces deux extrêmes, qui conſtitue la ſanté de l'ame. Il y a peu d'hommes, & peut-être n'en existe-t-il point, qui ne penchent plus ou moins vers l'un de ces deux extrêmes; heureux celui qui se rapproche le plus de ce milieu, dont je viens de parler! *Nemo sine vitiis nascitur*, dit Horace, *beatus ille qui minimis urgetur*. Delà, sans doute, est venu le proverbe, *chacun a sa folie*. En effet, qui de nous peut se flatter d'avoir un goût absolument conforme au goût général, toujours fondé sur le bon sens? de n'avoir pas une affection décidée & particuliere, un attachement déraisonnable pour une chose qui n'affecte les gens de bon sens que d'une maniere conforme à la raison? ou une aversion, au moins un éloignement pour certains objets, que communément on ne regarde pas comme nuisibles? Ces défauts de l'entendement & de la volonté ne sont pas proprement une folie, c'est ce qu'on appelle une *manie*; mais en sont-ils moins une maladie de l'ame? La manie dans ce genre n'est pas celle de la fureur; elle est une passion outrée, qui fait envisager l'objet comme le plus capable de faire le bonheur, ou comme très-nuisible à la conservation de notre existence. Telles sont ces affections immodérées, auxquelles on a donné les noms de *fleurimanie, bibliomanie*, fanatisme &c.

On pourroit y rapporter l'ambition déméſurée, la fureur érotique, l'amour déſeſpéré, la jalousie outrée, le désir effréné de la vengeance; vices, ou si l'on veut, maladies réelles de l'ame; puisqu'ils troublent l'ordre de la nature, l'empire de la raiſon, & qu'ils ont produit plus de fous que les autres cauſes naturelles ou accidentelles de la véritable folie. Ajoutons-y la mélancolie & l'hypochondriaciſme, qui ſont une diſpoſition prochaine à devenir fous; les vapeurs hyſtériques ou autres, auxquelles les femmes ſont ſi ſujettes. Ces maladies affectent directement le ſiege de l'entendement & de la volonté: écoutons les malades de cette eſpece ſe plaindre. Ne leur accordons cependant que quelques inſtans; car les femmes ſurtout, quand elles ſont une fois à raconter l'hiſtoire de leurs maladies, elles ne finiſſent pas. Il eſt vrai qu'elles y mettent beaucoup d'énergie; qu'elles entrent dans les plus petits détails, rendus intéreſſans par leur maniere de raconter; ce qui marque déja une imagination affectée, & trop attentive ſur des objets de peu de conſéquence. Tous ces malades ont de l'éloignement pour tout ce qui fait plaiſir à ceux qui ſe portent bien. Ils ſont comme anéantis, & cette foibleſſe leur donne du dégoût pour la vie; ils craignent de la perdre à chaque inſtant, & ſe croient une inaptitude réelle à ſe prêter à la diſſipation & aux ſoins les plus eſſentiels pour la conſervation de leur exiſtence & de leur fortune.

Il y a une autre maladie de l'ame, qui conduit toujours à la mélancolie, quand on n'y apporte pas un prompt remede. Cette maladie eſt celle qu'on appelle en France *la maladie du pays*, & qu'il a plu à quelques Médecins de nommer *Noſtal-*

gie.

gie. Cette affection consiste dans un regret continuel d'avoir quitté son pays natal, & un chagrin assez vif de ne pouvoir y retourner. De sorte que toutes les idées se tournent de ce côté-là. Tout déplait, nul autre bien, nul plaisir, nulle autre espérance ne peut toucher agréablement, que la satisfaction de revoir le lieu de sa naissance, quelque peu d'attraits qu'il ait pour toute autre personne. C'est une espece de délire fixe & mélancolique, qui fatigue sans cesse & le cœur & l'esprit. La mélancolie, les vapeurs, l'hypochondriacisme trouvent leur source, & sont ordinairement une suite d'un dérangement dans l'habitude du corps. Dans la Nostalgie, c'est proprement cette maladie de l'ame, qui est le principe de celle du corps. Le sommeil en est souvent interrompu, une fievre lente mine le corps & le desseche, toutes les fonctions languissent & se dépravent au point qu'il y a à craindre pour la vie du malade, si l'on n'apporte l'unique remede à ce mal, le retour dans le pays tant désiré. La preuve bien convaincante que c'est une maladie propre à l'ame, & que celle du corps n'en est pas le principe, c'est que l'idée seule du retour assuré & prochain, fait reprendre l'appétit & les forces, & guérit quelquefois même avant que de se mettre en chemin. On a vu des Lappons qu'une misere effroyable poignarde dans leur pays que la Nature même semble avoir en horreur, on les a vus attaqués de la Nostalgie. On prétend que les Suisses, qui passent dans les pays étrangers, font plus sujets à cette maladie, que ne le sont les autres nations. Ils y regrettent leur chaumiere, leurs troupeaux, leur betail, leurs instrumens champêtres, cet air pur & libre qu'ils s'imaginent ne pas respirer éloignés de leurs parens & de leurs amis; la mélancolie s'empare d'eux, & ne peut être détruite que par l'espérance de revoir bientôt leurs Dieux Pénates. Les Suisses éloignés de leur canton, ne peuvent entendre chanter, sans être attendris, un air de chanson composé par Théodore Zwingerus, & qui se chante dans différentes contrées helvétiques. Cet air se trouve gravé dans son *Fasciculus dissertationum medicarum*, diss. 3. de Pothopatridalgia. Cet air les fait soupirer après leur patrie, & ils tombent insensiblement dans la Nostalgie. Aussi est-il défendu dans tous les régimens Suisses au service de France, de chanter cet air, sous les peines les plus séveres.

La source & le véritable principe moral de toutes les maladies de l'ame est l'amour de soi-même. L'homme se considere comme un être isolé, indépendant, & auquel tous les autres doivent se rapporter. L'amour de l'indépendance le concentre dans son amour propre. Chaque membre de la société est donc à ses propres yeux un individu indépendant en quelque sorte, qui se croit obligé de prendre soin de lui-même, & de ramener tout à lui, sans se mettre beaucoup en peine du bien de la société, dont il est membre, qu'autant qu'il influe sur son bonheur particulier. Chacun pense que ſa profeſſion, ou ſes emplois lui appartiennent en propre, tout comme les traits de ſon viſage & les talens de ſon eſprit. Cependant la néceſſité le rend ſociable, ainſi que l'expérience, qui lui a montré, que, pour vivre d'une maniere agréable & commode, il a continuellement beſoin du ſecours des autres hommes. Il voit que le ſeul moyen de les engager à lui prêter leur ſecours, c'eſt de contribuer lui-même à leur bonheur. Mais il ne le fait, que parce qu'il découvre par l'expérience que les ſervices qu'il leur rend, tournent à ſon propre avantage. Car il voit que toutes les commodités, tous les plaiſirs de la vie dépendent du ſecours qu'on tire de l'induſtrie & du travail des différens membres de la ſociété; que les perſonnes qui paſſent pour plus heureuſes, ſont celles qui, par leur bonheur, ou par leurs talens ſe ſont ménagés le plus grand nombre de perſonnes toujours empreſſées à les obliger, & à remplir tous leurs beſoins.

Un peu de réflexion ſur ces principes, dont la pratique fait le bonheur général & particulier, devroit bien guerir l'homme de ces mladies de l'ame, qui font le tourment de la ſociété & de ſes membres, qui ſont aſſez aveugles pour s'y abandonner. Mais comment le plus grand nombre n'en ſeroit-il pas affecté? Tout le monde convient que le bien public doit être préféré au particulier. Cependant on ſe conduit d'une maniere toute oppoſée; par ce que quiconque voudra s'examiner ſans partialité, trouvera qu'il s'aime davantage lui seul, qu'il n'aime tous les autres hommes ensemble. On nous l'enseigne dès la tendre enfance, & la premiere chose que nos nourrices nous recommandent, c'est d'avoir soin de nous-mêmes. Nous recevons ce précepte mille & mille fois de nos parens, de nos Gouverneurs, & de tous ceux à qui on confie le soin de notre éducation.

Ce sont ces maximes qui composent ce qu'on appelle *prudence humaine.* L'histoire & l'expérience nous font voir que les hommes en suivant les maximes de cette prudence, se sont toujours regardés comme le but unique de toutes leurs actions. Si des personnes de la même profession s'unissent ensemble pour faire des sociétés, ils ne cherchent le bien général de ces compagnies, que par ce que leur bien particulier y est uni. Il est même si vrai que notre amour propre, notre intérêt président à tous nos jugemens, qu'ils sont la balance à laquelle nous mesurons tout, jusqu'au mérite même des hommes. Chaque particulier juge des choses & des personnes par l'impression agréable ou désagréable qu'il en reçoit; & à coup sûr, cette impression sera toujours de la derniere espece, dès qu'elle heurtera tant soit peu notre intérêt, ou qu'elle blessera notre orgueil. Une preuve convaincante que cette façon de juger par chaque homme en particulier, est une foiblesse, un vice de l'ame, c'est que le général en juge tout autrement; parce que l'intérêt public ne se regle pas ſur celui du particulier, qui n'appelle probité dans autrui, que l'habitude des actions qui lui ſont utiles; & que le général regarde ſouvent le mal particulier comme la baſe & le principe du bien public. Il eſt cependant des hommes privilégiés, auxquels un heureux naturel, un déſir vif de la gloire, de l'eſtime, inſpirent pour la juſtice & la vertu le même amour que les hommes ont communément pour le bien-être, les grandeurs & les richeſſes. Mais ces hommes ſont en ſi petit nombre, que je n'en fais mention que pour l'honneur de l'humanité.

Il eſt encore une eſpece d'hommes preſqu'exemts de ce vice de l'ame, j'entends parler de l'amour propre mal entendu, qui empoiſonne notre façon de penſer, de juger & d'agir. Animés d'un amour propre contraire, que l'on pourroit appeller un orgueil noble & éclairé, amis du vrai, attachés à leur ſentiment ſans opiniatreté, ils conſervent leur eſprit & leur jugement dans cet état de ſuſpenſion qui y laiſſe une entrée libre aux vérités contraires qu'on leur démontre; pendant que preſque tous les autres hommes ont la foibleſſe & la vanité de n'eſtimer dans les autres que les idées conformes aux leurs, & propres à juſtifier la haute opinion qu'ils ont de la juſteſſe de leur eſprit. Delà cet inſtinct ſûr & actif qu'ont preſque tous les gens médiocres pour connoître & fuir les gens de mérite: delà cet attrait puiſſant que les gens d'eſprit ont les uns pour les autres; attrait qui les force, pour ainſi dire, à ſe rechercher, malgré le danger que met ſouvent dans leur commerce le déſir commun à tous qu'ils ont de la gloire. Un ſot n'a que des ſots pour amis; toute liaiſon d'amitié ſuppoſe quelque reſſemblance d'idées ou de ſentimens entre deux hommes. Les gens d'eſprit, de quelque condition qu'ils ſoient, ſe rapprochent d'autant plus des gens d'eſprit d'une autre condition, qu'ils ont eux-mêmes plus d'eſprit. Si des perſonnes peu inſtruites & peu ſpirituelles, mais riches, cherchent à ſe procurer la ſociété des perſonnes d'eſprit & de génie, c'eſt la vanité & l'orgueil qui les y engagent. Ils s'imaginent qu'on leur ſuppoſera de l'eſprit, parce qu'ils fréquentent ceux qui en ont. Il eſt heureux pour eux que cette foibleſſe, ce vice de leur ame tourne à leur avantage & à celui de quelques autres.

Ce vice de l'ame, l'amour propre, eſt ſi naturel à l'homme, qu'on ne doit pas être ſurpris de ce qu'il a une ſi haute idée de lui-même. Chacun croit penſer juſte, & par conſéquent beaucoup mieux que ceux dont les idées ſont contraires aux ſiennes; cependant il n'eſt perſonne qui ne changeât d'opinions, s'il étoit convaincu que ſes opinions ſont fauſſes. Cet amour de ſoi-même eſt donc réellement une maladie de l'ame, puiſque le bon ſens la condamne, & fait tous ſes efforts pour la guérir. Neanmoins on voit des hommes illuſtres en des genres différens, faire de la meilleure foi du monde, très-peu de cas les uns des autres,

Le Poëte regarde le Métaphyficien comme un fou férieux; un Aftronome mefure la grandeur de fon efprit par la grandeur de l'objet qu'il confidere; un Phyficien par l'univers & les révolutions que le globe a effuyées &c. Ainfi chacun par fes raifonnemens fe prouve à lui-même fa fupériorité, fans s'appercevoir de cette maladie de l'ame, qui fait que les gens d'efprit feulement fe déprifent réciproquement, fe trouvent eux-mêmes enveloppés dans le mépris qu'ils infpirent pour leurs pareils, & deviennent la rifée & le jouet de ce même public, dont ils devroient être l'admiration.

Au refte c'eft envain qu'on voudroit diminuer la prévention favorable que chacun a pour fon efprit. Cette prévention, quand elle ne fe trouve pas le fruit de l'ignorance & de la ftupidité, eft ordinairement le principe de l'émulation. Mais elle eft auffi la bafe de l'orgueil, qui eft la fource impure du mépris & de la fottife. J'avoue qu'il eft bien difficile de ne pas fe moquer d'un fleurifte, immobile près d'une platte-bande de tulipes; qui tient les yeux toujours fixés fur leurs calices, & qui, dans fon enthoufiafme, ne voit rien d'admirable fur la terre que la fineffe & le mélange des couleurs dont la Nature les a peintes; qui les eftime fur le prix exorbitant auquel un autre moins fou que lui en a vendu les oignons. Chacun eft ce fleurifte, s'il ne mefure l'efprit des hommes que fur les connoiffances qu'ils ont des fleurs; car nous ne mefurons pareillement no re eftime pour eux que ſur la conformité de leurs idées &. de leur goût avec les nôtres.

Cette conformité & ſa différence ſont les deux cauſes auxquelles on doit attribuer la variation du thermometre de notre eſtime; la premiere le fait monter par la chaleur qu'elle porte dans notre eſprit; la ſeconde le fait deſcendre par le froid qu'elle y excite. La vanité, l'orgueil, l'intérêt & l'ignorance aveuglent tous les hommes; car qui s'examineroit ſans prévention, ſe ſurprendroit ſi ſouvent en erreur, qu'il en deviendroit très-circonſpect & très-modeſte. L'eſprit, au moins le bon eſprit, eſt comme la ſanté; quand on en a, l'on ne s'en apperçoit pas: mais le demi-eſprit eſt un état de maladie pour l'ame, qui altere les facultés de celle-ci, lui fait voir les objets tout autres qu'ils ne ſont, & lui fait ſentir ſon exiſtence, comme en bonne ſanté, tandis qu'elle eſt très-malade. Cette maladie de l'ame affecte ſi fort le jugement, qu'il n'eſt point d'homme le plus ordinaire, même ſtupide, qui ne trouve des admirateurs; comme il n'eſt point d'homme d'eſprit & de genie, qui, répandu dans certaines ſocietés, n'y ſoit ſucceſſivement traité de fou, de ſage, d'agréable, d'ennuyeux, de ſtupide & de ſpirituel. He comment cela ne ſeroit-il pas? A l'amour propre, à l'amour que chacun a pour ſoi-même, ſe joint la maladie contagieuſe de l'eſprit des perſonnes que l'on fréquente habituellement, & des idées fauſſes que ſuggere l'état dans lequel on paſſe ſa vie. Un courtiſan s'imagine être l'homme le plus important de l'État, que tout le monde a les yeux ouverts ſur lui, & que les intrigues de la Cour ſont le chef-d'œuvre de l'eſprit humain; pendant qu'il eſt ignoré de ſon voiſin même, ou logé près d'un philoſophe, auquel les intrigues & les cabales que forme un ambitieux, paroiſſent auſſi puériles & moins ſenſées, qu'un complot d'écoliers pour dérober une boëte de dragées, & pour qui les ambitieux de richeſſes & de décorations ne ſont que de vieux enfans, qui ne croient pas l'être. C'eſt ainſi que l'on adopte mille préjugés, & qu'on remplit ſa tête d'une infinité d'idées abſurdes & ridicules aux yeux de beaucoup d'autres. Il faut donc toujours revenir au proverbe: *chacun a ſa folie:* & qui pourroit douter que la folie, de quelque eſpece qu'elle ſoit, ne ſoit une maladie de l'ame?

Tout ce qui affecte l'ame de maniere à occaſionner des erreurs dans ſes jugemens, eſt une vraie maladie. Or toutes les paſſions peuvent être regardées comme la ſource & le germe d'une infinité d'erreurs, quoiqu'elles ſeules puiſſent nous arracher à cette inertie, à cette pareſſe toujours prêtes à ſaiſir les facultés de notre ame: ainſi on guérit une maladie par une autre. Les paſſions nous éclairent quelquefois; mais la lumiere qu'elles portent devant nous, eſt ſouvent la cauſe de nos égaremens; parce qu'elle nous éblouit, nous fait illuſion, & nous aveugle. Les paſſions réveillent chez nous l'émulation pour le bien, & cette émulation eſt le vrai point où l'on doit fixer les eſſors de l'amour de ſoi-même. Si on ne les borne pas là, cet amour propre ſe change en orgueil; au lieu de faire tous ſes efforts pour mériter l'eſtime du public, on ne déſire plus ſon ſuffrage, que comme un garant de la haute opinion qu'on a de ſoi. L'émulation eſt louable; & la pareſſe naturelle à l'homme, étouffant en lui ce déſir de l'eſtime, lorſque les paſſions bien dirigées ne le réveillent pas, cette pareſſe eſt un vice, une maladie de l'ame, qui ne peut être guérie que par les paſſions.

En effet les paſſions ſont à l'ame ce que les alimens ſont au corps. Uſez des bons avec ſobriété, ils ſuſtentent, ils fortifient le corps & le conſervent en ſanté; prenez-en trop, même des plus ſains, ils l'affoibliſſent & le rendent malade. Il en eſt de même des paſſions; ne paſſez pas les bornes que la raiſon & le bon ſens leur preſcrivent, elles donnent du reſſort & de l'activité à l'ame: mais dès que le trop s'en mêle, de vertus qu'elles étoient, elles deviennent des vices; & tous les vices ſont des maladies de l'ame. Envain cependant travailleroit-on à les détruire, elles ſont de l'eſſence, de la conſtitution même de l'homme. Il ſuffit d'en modérer les fureurs & les extravagances, qui mettent les hommes, qui s'y livrent, au niveau des animaux, que l'inſtinct ſeul conduit. Bien dirigées, elles conduiſent au bonheur, pour lequel l'homme ſoupire ſans ceſſe; & auquel il n'atteint pas, parce qu'il court après l'ombre & l'apparence du bonheur qui le ſéduiſent, au lieu d'en pourſuivre la réalité.

Mais l'ombre & la réalité ſont ſi près l'une de l'autre qu'elles ſe touchent. Il n'y a qu'un point entre les deux extrêmes, & ce milieu eſt ſi difficile à ſaiſir, qu'on ne doit pas être étonné de ce que peu de gens l'apperçoivent, & s'y fixent. De l'émulation à la jalouſie, à l'envie, à l'ambition déméſurée il n'y a qu'un pas. La prudence & l'irréſolution, le courage & la témérité, la ſenſibilité & la colere ſont même plus que voiſins. L'émulation rend curieux de connoître le mérite, pour en acquérir ſoi-même; ceux qui ſont dévorés du poiſon de la jalouſie, ou de l'envie ſont ſans ceſſe à l'affut des défauts d'autrui, pour les mettre au jour, & perdroient tout le petit mérite, dont ils ſont enivrés, ſi les hommes perdoient leurs ridicules; mais ils ſe trompent; tous les efforts qu'ils font pour étouffer le mérite, étendent la célébrité des talens.

Il eſt ſi vrai que ce milieu eſt difficile à ſaiſir, que les génies même ſupérieurs, les plus grands Philoſophes s'en ſont ſouvent écartés. Prenons pour exemple l'idée qu'ils ſe ſont formée de la vertu. Les uns ont ſoutenu que nous avons une idée abſolue de la vertu; qu'elle eſt une, toujours la même, indépendante de la différence de penſer des nations, des loix & des uſages des peuples.

Les autres leur demandent pourquoi donc une action vertueuſe au Midi ne l'eſt pas au Nord? & ont penſé que la caprice ſeul décidoit de la bonté, & de la méchanceté des actions humaines. Si au lieu d'errer dans le dédale d'une métaphyſique de mots, & des rêves ingénieux du Platoniſme, les premiers avoient fait attention qu'on doit donner le nom de vertu à toute action qui contribue au bonheur public, dans quelque pays du monde que ce puiſſe être; & que les mêmes actions peuvent lui devenir ſucceſſivement utiles & nuiſibles ſuivant les circonſtances où les peuples ſe trouvent: de même ſi les ſeconds avoient réfléchi ſur cet objet, les uns & les autres auroient reconnu que le bien public eſt l'objet de la vertu; que l'idée que l'on doit ſe former de celle-ci, dépend de celle que l'on ſe fait de celui-là, relativement à l'état préſent où ſe trouve la ſociété; qu'ainſi l'idée de la vertu n'eſt point proprement arbitraire.

Une autre maladie de l'ame, & qui a ſon principe dans la vanité, eſt de tendre toujours à s'éloigner de la noble ſimplicité de la nature. On craint de ramper, & l'on ſe guinde ſur des échaſſes. Nous ne trouvons de beautés que ce qui eſt hériſſé de pointes brillantes & bouffi de vent. Celles qui n'ont d'autre ornement que la ſimplicité & la naïveté nous échappent, parce que nous n'avons pas le tact aſſez fin pour les ſentir, ni la vue aſſez nette pour les appercevoir. Si l'approbation générale des eſprits clairvoyans & bienfaits, pour les discours de Socrate, ne nous obligeoit à y joindre la nôtre, nous serions tentés de la leur refuser; nous les regarderions comme des conversations de gens du commun. Ainsi, dirions-nous, parlent les artisans, les femmes ordinaires, qui n'ont que les idées des choses qui sont toujours sous leurs yeux. Socrate parle presque toujours de cochers, de menuisiers, de savetiers: ce sont chez lui des similitudes prises du vulgaire, des inductions tirées des actions les plus ordinaires des hommes: on l'entend: un bon esprit en saisit même les finesses, parce que Socrate exprime ses pensées naturellement, & que nous au contraire, sous prétexte de beau style & d'expressions nobles, nous sommes ampoulés, & presqu'inintelligibles. Nous méprisons comme bas & plat, ce qui n'est pas relevé par l'amphigouri épigrammatique, ou pour lequel on n'a pas employé ce que les anciens Latins appelloient *sesquipedalia verba:* comme si la véritable richesse ne consistoit que dans la pompe & le clinquant. On diroit que nous sommes des balons faits pour être remplis de vent, & ne se mouvoir que par bonds.

Imitons Socrate: son intention fut de donner des choses & des préceptes, & non de grands mots & de belles phrases seulement. Lucain nous dit de garder un juste milieu dans tout, d'avoir un bon objet dans nos actions, & de suivre avec modération les impulsions de la nature. Liv. 2. v. 381.

Nous laiſſons Socrate pour Caton, que l'on trouve toujours monté ſur ſes grands chevaux, diſoit Montaigne ; au lieu que Socrâte *ralle à terre; & d'un pas mol & ordinaire, traite les plus utiles diſcours. C'eſt lui,* ajoute-t-il, *qui ramena du ciel, où elle perdoit ſon tems, la ſageſſe humaine, pour la rendre aux hommes, où eſt ſa plus juſte & plus laborieuſe beſongne.* Voyez-le plaider devant ſes-Juges: trouve-t-on dans ſes raiſonnemens, & dans l'emploi de ſes moyens contre la calomnie, la tyrannie, la tête de ſa femme & la mort même, dont il eſt menacé, ce que l'on emprunte aujourd'hui de l'art? L'homme le plus ordinaire y voit ſes moyens & la force de l'éloquence naturelle. Nous ſommes plus riches de nous-mêmes que nous ne penſons, & nous avons la foibleſſe, je dirois preſque la folie, de nous donner la torture pour quêter d'un art mal imaginé, ce que la nature ſimple & naïve condamne. Pourquoi l'homme ne veut-il pas ſe contenter de ce qui lui ſuffit! pourquoi ne ſait-il pas s'arrêter à ce milieu, qui fait ſa véritable richeſſe! pourquoi en plaiſirs, en volupté, en richeſſes, en puiſſance, ſon avidité eſt-elle incapable de modération, juſques dans la curioſité de ſavoir, & d'exprimer ce qu'il ſait! *Ut omnium rerum ſic litterarum quoque intemperantia laboramus.* Sen. Epiſt. 106. Peut-on douter que cette intempérance ne ſoit une véritable maladie de l'ame? Montaigne l'appelle *un excès fiévreux de notre eſprit.* Auſſi, ajoute-il, ſe faut-il bien donner de garde de n'appeller pas force ce qui n'eſt que gentilleſſe : ſolide ce qui n'eſt qu'aigu : ou bon ce qui n'eſt que beau : *quæ magis guſtata, quam pota delectant.* Cic. Tuſc. quæſt. l. 5. c. 5.

L'amour de ſoi-même bien dirigé devient une vertu, mal conduit eſt un vice ; conſéquemment une maladie de l'ame, que nous nommons préſomption, vaine gloire, qui eſt une trop bonne opinion que nous avons de nous-mêmes. Ce ſeroit également une foibleſſe de ſe méconnoître, & de penſer que l'on eſt fort au deſſous de ce que l'on eſt en effet. C'eſt donc le milieu qu'il faut tenir ; mais ce milieu eſt ſi gliſſant, qu'il eſt extrêmement difficile de ne pas pencher ou du côté de la vaine gloire, ou de celui de l'aviliſſement à ſes propres yeux. Ces deux extrêmes ſont la ſuite d'un défaut de jugement, qui doit toujours être droit & vrai. La raiſon nous ordonne de conſidérer à notre égard, comme à celui de toute autre choſe, ce que la vérité nous montre. Céſar eût-il été louable de ſe mépriſer lui-même au point de ſe regarder comme un vil ſavetier, ou un goujat, pour ne pas tirer de vaine gloire de ſes grands exploits dans l'art militaire ?

La préſomption ainſi que le mépris de ſoi-même ſe montrent juſques dans les plus petites choſes ; il y avoit de l'afféterie dans Alexandre de pencher un peu la tête d'un côté, à Alcibiade de graſſeyer en parlant : ils étoient épris de leur belle figure. L'Empereur Conſtance avoit la morgue de tenir en public la tête droite sans la tourner ou incliner en aucune façon, d'avoir le corps immobile, & affectoit de le soutenir droit & perpendiculaire, sans vouloir obéir au mouvement de sa voiture; sans oser ni tousser, ni cracher, ni se moucher, ni s'essuyer le visage en présence des gens, parce qu'il étoit ivre de son rang, & qu'il eût cru s'avilir que de se comporter en tout comme les autres hommes.

La Philosophie & la Religion Chrétienne combattent notre présomption & notre vanité; mais la premiere nous jette souvent dans l'orgueil; & la seconde dans un mépris outré de nous-mêmes sous prétexte d'humilité. Quand la Philosophie se tient dans les bornes de la raison, elle reconnoît de bonne foi la foiblesse, l'ignorance & l'incertitude des connoissances de l'homme; quand elle oublie ces bornes, elle se croit au dessus de tout. Les principes de la Religion mal entendus nous portent au dessous. Ainsi la mere nourrice des fausses opinions tant publiques que particulieres est la présomption, ou la trop bonne opinion que l'homme a de soi-même.

Rien n'est plus insupportable dans la société qu'un présomptueux. Sans doute on reconnoît la présomption pour un vice, pour une maladie de l'ame, puisqu'on la condamne dans les autres. Denys le pere envoya des poésies de sa façon aux Jeux Olympiques. Bien persuadé que ses pieces mises en concurrence pour le prix, l'emporteroient

sur

ſur celles des autres Poëtes, il les y fit porter dans des chars, qui ſurpaſſoient tous les autres en magnificence, & les fit accompagner de Poëtes pour les lire, & de Muſiciens pour les chanter. La maniere de les lire, & le ton que l'on y employa, en impoſerent d'abord au peuple; mais quand on en eut examiné le fond, on commença par les dédaigner; la préſomption que Denys avoit eue de les préſenter au concours, aigrit les eſprits au point que le peuple ſe jetta en fureur ſur ſes pavillons dorés & les mit en pieces. Ce revers ne le guérit pas de ſa préſomption; il remit une autre piece, intitulée les Leveiens, au concours avec celles des Poëtes tragiques, & les Juges d'Athenes ayant eu la baſſeſſe de lui adjuger le prix, il en fut tellement enflé d'orgueil & de préſomption qu'il mourut d'abord après.

S'il y a quelque choſe d'excuſable dans cette maladie de l'ame, c'eſt la ſatisfaction qu'éprouve un préſomptueux; elle le dédommage des mortifications qu'on lui fait eſſuyer de tems en tems. Son ame contente d'elle-même, y trouve une partie de ſon bonheur; & c'eſt après lui que nous ſoupirons ſans ceſſe. Un homme de bon ſens & de génie n'eſt pas ſi heureux: il touche & retouche les productions qu'il enfante, & y trouve toujours quelque choſe à redire. *Ovid. de Ponto. Eleg. 6.*

L'ambition eſt fille de la préſomption, & le tyran de l'eſprit, l'ennemie du repos & de la tranquillité de l'ame: jouiſſons des douceurs qui ſe préſentent; elles ſont à nous, vivons; l'avenir ne nous promet qu'un tas de cendre, & d'être la fable de la poſtérité.

Il me ſemble que Cicéron, Pline & tant d'autres, qui ont eu l'ambition de vivre même après leur mort dans la mémoire des hommes, ont été tourmentés par le *fabula fies*. Ils ont comme ſollicité les Hiſtoriens de leur tems de ne pas les oublier; ils ont eu la foibleſſe, ſi j'oſe le dire, d'employer leur loiſir à tourner joliment une épître, pour ſe faire la réputation de bien entendre, & de ſavoir bien employer le langage de leur nourrice. Je paſſerois cette foibleſſe à un Maître d'école ou de langues, à tout autre homme ordinaire, qui n'a pas été élevé à la Cour, ou dans les premieres charges de l'état; il n'a guere d'autres moyens de faire parler de lui. Mais ce n'eſt pas un mérite pour des Conſuls Romains: ce ſeroit pour eux un défaut inpardonnable de ne pas s'exprimer purement dans la langue de leur pays. Scipion & Lélius n'eurent pas cette marotte, lorſqu'ils céderent à Térence la gloire qu'ils pouvoient retirer de ſes comédies, dont ils étoient, pour ainſi dire, les ſeuls Auteurs. Ils regarderent cetgloire comme au deſſous de celle qui convenoit à leur rang, & l'abandonnerent à l'eſclave Africain. Ce ſeroit un mérite de plus à un Prince juſte, qui a toutes les qualités requiſes pour bien gouverner tant en tems de paix qu'en tems de guerre, d'être bon Peintre, bon Architecte, ou d'avoir tout autre talent de cette espece; mais ce seroit une foiblesse d'esprit pour lui de prétendre en tirer quelque gloire. Ceux qui accompagnerent Démosthene à la députation que ses concitoyens firent à Philippe, Roi de Macédoine, s'aviserent de louer ce Monarque de ce qu'il étoit beau, éloquent & bon buveur. Démosthene s'en moqua; & leur dit qu'ils avoient sans doute pris ce Prince pour une femme, pour un Avocat, ou pour une éponge (*). Iphicrate ferma la bouche par ces paroles remarquables à un Orateur, qui lui reprochoit de faire le brave sans avoir les talens de Maître d'armes, de Musicien &c. Je ne suis rien de tout cela; mais je sais commander à tous ceux mêmes qui excellent dans ces divers genres. Antisthene méprisa les louanges d'Isménias, qui l'exaltoit à outrance comme un admirable joueur de flûte.

D'autres s'appliqueront à l'éloquence, à décrire le cours des astres; pour lui son devoir & son affaire sont de savoir gouverner les peuples soumis à son empire. Virg. Enéid. l. 5. v. 344.

Ce ne sont donc pas ces différentes connoissances qui rendent un Prince recommandable à son peuple pendant sa vie, & à la postérité après sa mort: c'est de se garder des flatteurs, toujours occupés à saisir, même à faire naître les occasions

(*) Plutarque dans la vie de Démosthene.

de réveiller, d'entretenir, de fortifier ſon amour propre, ſon orgueil, & ſon ambition; c'eſt de défendre ſes ſujets contre leurs ennemis; de travailler à leur bonheur par ſon humanité, ſa bienfaiſance, ſa droiture, & ſurtout ſa juſtice dans la punition du vice, par la récompenſe & la protection qu'il doit à la vertu.

On ſeroit tenté de penſer que la Nature nous a donné, comme par faveur, la préſomption, & le contentement de nous-mêmes, pour nous conſoler & nous dédommager des miſeres de l'humanité. Nous nous repaiſſons de vent & de fumée; viande bien creuſe! mais dont les vapeurs nous enivrent & nous empêchent de ſentir les maux qui nous accablent. C'eſt la préſomption qui nous tire hors de nous-mêmes, pour nous occuper de ce qui eſt hors de nous, où nous trouverions plus de matiere à réflexion, & où la connoiſſance de nous-mêmes nous montreroit notre peu de valeur, je dirois preſque notre néant, & nous guériroit de la préſomption, cette maladie de l'ame, qui lui fait faire tant d'écarts. Nous y verrions l'inconſtance, l'irréſolution, l'incertitude de nos connoiſſances, la ſuperſtition, l'erreur & le menſonge, l'orgueil, la jalouſie, l'envie &c. &c. toutes maladies de l'ame, qui l'aſſiegent ſans relâche chacune à leur tour. C'eſt donc une eſpece de bénéfice de la nature de nous avoir donné cette haute opinion de nous-mêmes, au point que le plus ſot & le plus fat ſont plus contens d'eux que le ſage ne l'eſt de lui-même, & que le plus fou des hommes ſe croit le plus ſage. Notre imagination eſt un bon meuble! elle eſt véritablement l'amie de l'homme; puiſque dans ſes écarts elle lui réaliſe ces biens qui n'exiſtent qu'en ſonge. Cette idée me rappelle le procès qu'un certain Lycas intenta aux Médecins qui l'avoient guéri de ſa folie. Il vivoit paiſiblement dans le ſein de ſa famille; il y jouiſſoit de la ſatisfaction que peut procurer à un honnête homme l'exécution de ſes devoirs envers lui-même & envers les autres; une maladie attaque ſon cerveau, trouble ſon imagination; il croit être perpétuellement aux ſpectacles, aux plus belles comédies; il nage dans les plaiſirs que ce paſſetems eſt capable de procurer. On appelle les Médecins pour le traiter de la maladie qui lui avoit altéré le jugement; ils y réuſſiſſent. Revenu à lui-même, Lycas veut les obliger de le remettre dans l'état de folie, duquel ils l'avoient tiré:

„Ah! mes amis, leur dit-il, qu'avez-vous fait? „loin de me guérir, vous m'avez ôté la vie, en me „privant d'un ſi doux plaiſir, en m'arrachant de „l'ame cette aimable erreur, dont j'étois enchanté.„ Horat. l. 2. Epiſt. 3.

Thraſilée, fils de Pythodore, n'étoit pas moins content de ſon état de folie, lorſqu'il croyoit que tous les navires, qui abordoient au port de Pyrée, lui appartenoient, & ne travailloient que pour lui. Il ſe réjouiſſoit de leur heureuſe navigation, les accueilloit avec une joie extrême. Il fit des reproches à son frere Criton, sur ce qu'il lui avoit fait rendre le bon sens. Voyez Athénée liv. 12. & Élien Hist. div: liv 4. Chap. 25.

La curiosité est nécessaire à l'homme: mais elle doit se borner à la recherche de la connoissance des choses qui lui sont avantageuses, & de celles qui lui sont nuisibles. Dès qu'on la porte au delà, elle devient une maladie de l'ame, qui altere même la santé du corps. Le premier pas que l'homme a fait par curiosité, a été une chûte, qui a perdu le genre humain. La curiosité est une passion avide & gourmande, qui ne se rassasie jamais, & qui trouble la tranquillité & le repos de l'esprit. Plus on sait, plus on veut savoir, parce que plus on sait, mieux on est en état de se connoître, & de se convaincre qu'on sait bien peu de chose. Aussi Socrate fut-il étonné de ce que l'interprete du Dieu de la science lui avoit donné le nom de Sage. Il se tâtoit, il sondoit le fond de son magazin, & après toutes ses recherches il conclut qu'il savoit seulement qu'il ne savoit rien. *Id unum scio, quod nihil scio.* Cic. Tuscul. quæst. l. 1. c. 4. Il connoissoit des hommes justes, tempérans, modérés en tout, courageux, savans comme lui, plus éloquens, peut-être plus propres à la conduite des affaires de la République, quelques-uns qui savoient beaucoup de choses qu'il ignoroit; il se persuada donc que sans doute il n'étoit vraiment sage, que parce qu'il ne se croyoit pas tel: seul point par lequel il se diſtinguoit de tant d'autres Philoſophes enivrés de la bonne opinion qu'ils avoient d'eux-mêmes. Sans doute il penſa qu'Apollon regardoit comme une ſotiſe dans l'homme de s'eſtimer ſavant & ſage; & de ſe laiſſer gagner aux attraits & aux impulſions de la curioſité, qui le porte à vouloir connoître ce qui paſſe les bornes de ſon génie. Il arrive aux ſavans, ce qui ſe fait aux épics de blé; ils s'élevent, ſe hauſſent la tête droite & fiere, tant qu'ils ſont vuides; ſont-ils pleins autant qu'ils peuvent l'être, ils commencent à pencher la tête & finiſſent par l'incliner tout à fait. Un vrai Savant, après avoir voulu connoître tout, finit enfin par reconnoître que tout n'eſt que vanité & affliction d'eſprit, & que nous en ignorons beaucoup plus que nous n'en ſavons. Nous ſavons les choſes, ou plutôt l'ombre des choſes, & non la réalité, dit Platon; & Cicéron fait dire à tous les anciens Philoſophes, qu'on ne peut rien ſavoir; parce que nos ſens & notre eſprit ſont foibles & la vie courte (*).

C'eſt ce qui a donné naiſſance à la ſecte des Pyrrhoniens. La véritable Philoſophie conſiſte à étudier les ſciences, pour en acquérir la certitude & découvrir la vérité; la curioſité, qui ſe borne à l'émulation qu'elle donne pour travailler à cette dé-

(*) Omnes veteres, nihil cognoſci, nihil percipi, nihil ſciri dixerunt; anguſtos ſenſus, imbecilles animos, brevia curricula vitæ. Cic. Tuſc. queſt. C. 12.

couverte, n'eſt pas une maladie de l'ame. Les Pyrrhoniens penſoient que cette recherche eſt vaine, parce que nous n'avons, diſoient-ils, aucune certitude dans nos connoiſſances, & que ceux qui s'imaginent avoir trouvé la vérité, ſe trompoient infiniment.

Cette incertitude, ce doute des Pyrrhoniens ne ſont-ils pas une maladie de l'ame? Ce doute général, au lieu de contribuer à notre bonheur, nous jette dans une perplexité, qui trouble & altere ſon repos. J'aimerois bien mieux me croire heureux lorſque je ſavoure le plaiſir & la volupté, qui font le bonheur réel, que de douter ſi je le ſuis en effet. Cette incertitude, qui vient à la traverſe, y jetteroit une amertume réelle. Quand je me crois heureux, ſi je me trompe, c'eſt une erreur plus gracieuſe que la vérité même.

Il eſt vrai qu'en affirmant qu'une choſe eſt réellement telle, je m'expoſe à prendre l'ombre pour la réalité, & à farcir mon eſprit de beaucoup de préjugés, qui, dans d'autres circonſtances, peuvent m'être nuiſibles; mais tout préjugé qui fait mon bonheur, me devient avantageux. Je me crois riche dans ma médiocrité; l'éclat du ſimilor me flatte: je le prends pour de l'or; j'en jouis pour tel; quelle obligation dois-je avoir à celui qui s'efforceroit de me détromper à cet égard? Faut-il donc que je porte toujours avec moi une pierre de touche, pour éprouver ſi mon bonheur eſt réel, ou ſeulement apparent? Qu'on me laiſſe jouir avec modération, c'est la véritable pierre de touche. Jouir jusqu'à la satiété ne m'instruiroit pas de même.

Il y a de l'intempérance à être curieux de tout apprendre & de tout savoir. L'étude est un vrai plaisir pour un homme de génie & d'esprit; elle plait tant, que parmi les voluptés, les Stoïciens défendoient celle que l'on trouve à exercer son esprit, dans la crainte que l'envie de trop savoir ne passât les bornes que l'on doit mettre à sa curiosité. Démocrite atteint, comme tant d'autres, de cette maladie, ayant trouvé la saveur du miel à des concombres, qu'on lui avoit servis, fut aussitôt curieux de savoir d'où leur étoit venue cette saveur, qui ne leur étoit pas ordinaire (*). Il étoit sur le point de se lever de table pour aller examiner la qualité du terrein qui les avoit produites. Sa servante instruite de son dessein, lui épargna la peine de faire des recherches à cet égard, en lui déclarant qu'elle les avoit mises dans un vase où il y avoit eu du miel. Démocrite se fâcha de ce qu'elle l'avoit privé du plaisir qu'il s'étoit promis dans la recherche que lui avoit inspirée sa curiosité. Tu as beau faire, lui dit-il, tu me trompes, & je veux chercher la cause de cette saveur, que je crois naturelle. Cet exemple d'un des plus grands Philosophes de l'antiquité nous montre bien clairement que la curiosité immodérée produit

(*) Plutarque, des propos joyeux de table.

une paſſion outrée pour l'étude des choſes mêmes qui ne contribuent pas à notre félicité. C'eſt être auſſi fou, que le ſeroit un homme attaqué d'une fievre ardente, qui ne voudroit pas que ſon Médecin le guérît, pour ne pas perdre le plaiſir qu'il trouve à boire pour éteindre l'altération qu'elle lui cauſe.

Eudoxe nous fournit un autre exemple ſingulier de cette curioſité, comme maladie de l'ame. Il ſouhaitoit & prioit les Dieux de lui donner les moyens de voir le Soleil d'aſſez près, pour en examiner la forme, la grandeur, & mieux en connoître la beauté, dût-il même enſuite être conſumé par la chaleur de ſes rayons (*). A quoi lui eût ſervi une telle connoiſſance, qu'il n'auroit pas même eu le plaiſir de communiquer aux autres, & qui l'auroit privé de toutes celles qu'il auroit pu acquérir? Sans doute qu'Eudoxe regardoit la ſatisfaction, que cette connoiſſance lui auroit procurée, comme le plus grand plaiſir dont il pût jouir: & chacun, comme on ſait, prend ſon plaiſir où il le trouve. Platon en eut vraiſemblablement beaucoup à digérer, à mettre en ordre, & à publier les idées creuſes de ſa République chimérique. Mais il n'en a que mieux prouvé les écarts d'une imagination échapée, & les excès auxquels la curioſité, comme paſſion pour s'inſtruire & pour inſtruire les autres, peut nous porter? N'eſt-ce pas

(*) id. Qu'on ne ſauroit vivre joyeuſement. Ch. 8.

une vraie folie que de vouloir ſatisfaire ſa curioſité à l'égard des choſes qui paſſent les bornes de notre entendement? de chercher à découvrir quelle eſt l'exiſtence & la maniere d'être de l'Être Souverain, qui ne peut être compris? Cic. de la nature des Dieux l. 1. ch. 10.

Car pour le bien connoître, il faut être lui-même.

De là eſt venue cette variété d'opinions & de ſentimens ſur la Divinité, qui, quoique enfantées par les plus grands génies qui ayent paru, n'en ſont pas moins des monumens toujours exiſtans de la folie des hommes. Nous ne nous connoiſſons pas nous-mêmes, nous qui ſommes ſi près de nous; nous négligeons d'être curieux d'acquérir cette connoiſſance, la plus utile de toutes, pour nous livrer à la recherche de la connoiſſance des choſes qui ſont hors de nous, & au deſſus même de la ſphere de notre eſprit, ou de celles qui ne peuvent nous être d'aucune utilité. C'eſt ſacrifier le véritable amour de ſoi-même au vain plaiſir de ſatisfaire notre curioſité & notre amour propre mal entendu. A Dieu ne plaiſe cependant que je mépriſe les ſciences, & que je veuille détourner de leur étude! La curioſité eſt la mere de l'émulation; ſans elle l'homme demeureroit dans l'indolence, dans la pareſſe, peut-être dans l'imbécillité & la ſtupidité. Il rentreroit dans la claſſe des animaux, deſquels ſon génie & ſes connoiſſances acquiſes le diſtinguent plus que ſa raiſon. Je ne condamne pas les ſciences, mais leurs abus,

Socrate disoit qu'il étoit plus qu'inutile d'apprendre de la Géométrie au delà de ce qui est nécessaire pour pouvoir arpenter le terrein que l'on donnoit, ou qu'on recevoit. Il ajoute, dans Xénophon, qu'Anaxagore, qui étoit regardé comme le plus habile d'entre les Géometres & les Astronomes de son tems, eut le cerveau troublé par l'étude de la Géométrie & de l'Astronomie. Une femme publique de Milet, pour donner une leçon de philosophie à Thalès, qui étoit continuellement occupé de l'observation du cours des Astres, s'avisa de poser devant les pieds de ce Philosophe un obstacle à sa marche, qui pût le faire broncher; pour l'avertir qu'il étoit tems de discontinuer d'observer la route céleste, pour considérer la terre qu'il fouloit, & ce qui étoit devant ses pieds. Cicéron fait dire à Démocrite: on s'occupe à observer la situation des astres & leur cours; & personne ne s'avise de regarder à ce qui se trouve devant ses pieds. *Quod est ante pedes nemo spectat: cœli scrutantur plagas.* Cic. de Divinat. l. 2. c. 13. L'esprit humain, qui ne se connoît pas, non plus que son enveloppe, désespéré sans doute de son ignorance à cet égard, a mieux aimé extravaguer, que de rester oisif. Il veut raisonner sur tout, parce qu'il ne sent pas sa foiblesse, & nous donne ses conjectures pour des certitudes. Il veut connoître tout: ce qui donne des bornes à la mer; ce qui regle les saisons; si les étoiles ont un mouvement propre, ou sont emportées par une force étrangere;

d'où vient que la Lune croît & décroît; quelle est la vertu des quatre élemens, qui, si contraires les uns aux autres, contribuent ensemble à la conservation de l'univers. Horat. l. 1. Epist. 12.

On sait, ou plutôt on se flatte de savoir précisément les différens mouvemens des planetes, des astres, & bientôt on s'imaginera connoître celui des cometes; pendant qu'on ignore comment mon doigt, mon pied se meuvent à ma volonté; comment la présence d'un objet excite en moi la rougeur; comment une portion d'air, poussée par mes poumons, & articulée dans ma bouche, fait sur l'ame d'un autre homme une impression qui fait tout à coup disparoître cette couleur vermeille, qui animoit son teint, & y substitue la pâleur; comment un coup-d'œil m'étonne, me transit, arrête tous les mouvemens de mes membres, me pétrifie, pour ainsi dire; comment une substance spirituelle agit sur ces admirables ressorts qui font mouvoir toute la machine humaine. Nous l'ignorons, & vraisemblablement nous l'ignorerons toujours. Les plus habiles sur tous ces articles sont, tout au plus, les moins ignorans. La preuve en est claire, par la différence des opinions sur les principes des choses. Car pourquoi n'adopterois-je pas aussi bien les idées de Platon que les atômes d'Epicure, ou le plein & le vuide de Leucippe & de Démocrite, ou l'eau de Thalès, ou l'infinité d'Anaximandre, ou l'air de Diogene, ou les nombres & la symmétrie de Pythagore, ou l'unité de Musée, ou l'eau & le feu d'Apollodore, ou les parties similaires d'Anaxagore, ou la discorde & l'amitié d'Empédocle, ou le feu d'Héraclite, ou enfin l'opinion d'Aristote, qui faisoit tout consister dans la matiere, la forme & la privation? Pourquoi les plus grands génies, les plus savans sont-ils encore si peu d'accord entr'eux sur les essences des choses, sur leurs manieres différentes de se reproduire & d'exister? C'est que tout cela passe notre portée; que la curiosité, cette maladie de l'ame qui nous talonne sans cesse, qui s'irrite par les difficultés qu'elle trouve à se satisfaire, est une espece de folie, qui ne nous donne point de relâche, & dont le résultat n'est utile que par la satisfaction qu'elle procure à celui qui s'y abandonne.

Toutes les connoissances que nous pourrions acquérir sur ces choses, ne nous apprendront pas à régler les saisons suivant nos besoins, à garantir nos moissons de la gelée ou de la grêle: le cours des astres, & les autres mouvemens de l'univers ne se conformeront pas à nos fantaisies. La découverte des tourbillons de Descartes, de l'attraction de Newton, ne changera rien au train ordinaire des choses. Salomon a dit bien sagement, à mon avis, que le Souverain Être a livré l'univers aux vaines spéculations, & aux ridicules discussions des hommes: *tradidit Deus mundum disputationibus hominum, quoniam vanæ sunt.* Il n'y a point d'imagination si bisarre qu'elle puisse être, point de systême si absurde qu'il soit, qui n'ait été enfanté

& mis au jour par quelqu'un comme une vérité, dit Cicéron, de Divin. l. 2. c. 28. Lisons, étudions tous ces vains systêmes; mais ne les lisons que pour notre amusement; pour voir jusqu'où peuvent aller la folie humaine & les erreurs de l'esprit. La raison nous dit de n'en croire aucun sur leur parole. Car qui ne se connoît pas, comment connoîtroit-il ce qui est hors de lui? *Quasi mensuram illius rei possit agere, qui sui nesciat.* Plin. Hist. nat. l. 2. c. 1. Puisque la connoissance de l'homme est si difficile à l'homme, dit Thalès, ne doit-il pas en conclure l'espece d'impossibilité qu'il y a à connoître les autres choses? Suivons les impulsions de notre curiosité, à la bonne heure; mais modérons-les, & ne les employons que pour découvrir ce qui peut être utile & avantageux à l'humanité. Appliquons-nous à trouver ce qui peut lui épargner du travail & de la fatigue; à lui procurer la santé du corps & la tranquillité de l'esprit. L'esprit est un bon meuble, un bon instrument; mais il faut modérer ses fougues & le bien conduire; sans quoi il devient vagabond, téméraire & dangereux.

Une autre maladie de l'ame, & l'une des plus tyranniques, est le désir. Quand il n'a pour objet que la jouissance modérée d'une chose qui peut contribuer à la conservation de notre être, & à la tranquillité de notre ame, c'est un désir louable; mais s'il a pour objet une chose dont il ne nous est pas permis de jouir, ou dont les moyens qui peuvent nous la procurer, sont au dessus de nos forces, ou qu'il est impossible d'acquérir, ce désir est une maladie de l'ame, &, à proprement parler, une folie.

N'est-ce pas en effet une folie de ne pas aimer & estimer constamment une chose ou un objet reconnus pour beaux & bons, & de les abandonner pour satisfaire le désir fou d'en posséder un qui vaut beaucoup moins? C'est cependant ce qui arrive communément au plus grand nombre des hommes. Est-ce une moins grande folie, vu l'amour de la tranquillité & du repos, qui nous est si naturel, de trouver moins de plaisir à jouir d'un bien qui se présente à nous de lui-même, ou dont l'acquisition est facile, que d'en désirer un qui semble nous fuir; & d'employer toute notre industrie pour surmonter les difficultés sans nombre & les obstacles multipliés, qui s'opposent à la satisfaction que le désir de le posséder nous promet?

Transvolat in medio posita, & fugientia captat.

Horat. l. 1. Sat. 2.

Nous avons la manie d'estimer les choses plus excellentes, quand elles viennent de loin, ou quand nous ne les acquérons qu'avec beaucoup de difficultés, ou à grand prix. Est-ce le bon sens qui met le prix aux choses? qui irrite le désir de les posséder? non, c'est leur rareté, ou la difficulté que l'on trouve à les acquérir. Si la raison nous y détermine, si elle préside alors dans le jugement que nous portons, pourquoi mettons-

nous

nous toute notre induſtrie à découvrir, à inventer, & à employer les moyens les plus propres à abréger, à faciliter les travaux que l'homme eſt obligé d'eſſuyer pour ſe procurer le néceſſaire, ou les commodités de la vie? Il faut néceſſairement que la raiſon ſoit en défaut dans l'un ou l'autre cas. Le plaiſir a-t-il donc la douleur pour principe! & la volupté de l'ame, qui fait le bonheur actuel du genre humain, par la douceur avec laquelle il lui fait ſentir ſon exiſtence, cette volupté, cette douceur n'auroient-elles de réalité, qu'autant qu'elles ſeroient précédées de l'amertume! Je ſais qu'il eſt paſſé en proverbe, qu'un plaiſir facile eſt inſipide, qu'un plaiſir défendu en eſt plus ſavoureux; mais ces proverbes ont-ils un fondement tiré de la raiſon, qui doit toujours mettre la valeur aux choſes? Ce qui eſt permis devient inſipide, l'appétit & le déſir s'irritent pour les choſes défendues. Ovid. Amor. l. 1. Eleg. 19.

Que l'on m'en donne une bonne raiſon. L'uſage & l'expérience que l'on en a fait dans tous les tems, prouvent tout au plus, à mon avis, que telle eſt la façon de penſer & d'agir; mais à combien d'autres biſarreries l'homme n'eſt-il pas livré! en ſont-elles moins une dépravation de l'eſprit, & une maladie de l'ame? On s'imagine que les femmes ne cachent ce qu'elles ont de beau que par principe de pudeur: on ſe trompe; c'eſt qu'elles connoiſſent très-bien la foibleſſe des hommes. Elles ſe couvrent ſoit pour voiler les infirmités &

les défauts de leur ſexe, ſoit pour irriter le déſir de voir ce qu'elles affectent de ne pas montrer. Cette pudeur virginale, qui nous enchante; cette froideur réfléchie, qui ſemble faite pour nous rebuter; cet air réſervé, cette contenance ſévere, qui nous retient; cette ignorance affectée des choſes qu'elles ſavent mieux que nous, qui voulons les en inſtruire, ſont-ils autre choſe qu'un aiguillon de déſir de vaincre tous ces obſtacles (*)? La beauté a-t-elle donc beſoin de ce ſecours emprunté? ſes attraits ſeroient-ils impuiſſans, ſi l'artifice ne la couvroit de ces vêtemens étrangers? Cet artifice ſe décele aiſément à quiconque réfléchit un peu ſur l'envie que toutes les femmes ont de plaire aux hommes, dès leur plus tendre jeuneſſe, & ſur les moyens qu'elles empruntent de l'art avec tant de ſollicitude, pour y réuſſir.

Comment concilier ces moyens employés pour plaire, & cette affectation de maintien? c'eſt qu'elles ſavent nous ſervir ſuivant notre goût, & que nous avons la foibleſſe de ne pas obſerver, ou de ne vouloir pas comprendre combien ces deux choſes ſeroient inconciliables pour nous, ſi nous écoutions plus la raiſon que nos déſirs mal conçus.

Une autre maladie de l'ame eſt le déſir d'acquérir de la gloire. Ce n'eſt pas une maladie contagieuſe parmi les ames communes; c'eſt celle des Grands, des Princes, de ces génies élevés, que

(*) *Et fugit ad ſalices & ſe cupit ante videri.* Virg. Eclog. 3.

l'amour propre domine, & auxquels il insinue la foiblesse de croire que leur bonheur consiste à faire parler d'eux pendant qu'ils existent; à vivre dans la mémoire des hommes, même après qu'ils ne sont plus; & à sacrifier leurs plus beaux jours, leur repos & leur tranquillité, souvent leur vie pour y réussir.

Il y a deux sortes de gloire, la vraie & la fausse. La vraie consiste dans la vertu; la fausse n'en est que l'ombre. La vraie est inséparable du mérite & de la probité; la fausse les précede souvent, & n'est quelquefois que le fruit du vice & de l'ambition, qui emploie pour se satisfaire, les moyens non licites comme les permis.

Le chemin le plus court pour arriver à la véritable gloire, est de faire pour sa conscience ce que l'on fait par ostentation. Il faut être chez soi ce que l'on est au dehors par la crainte de la loi, ou de la langue des méchans. Tel est homme admirable aux yeux des étrangers, chez lequel son épouse, ses enfans, ses domestiques n'ont rien vu que de très-commun, souvent des actions dignes de mépris. Remporter une victoire aux dépens du sang, de la vie même de ses plus braves soldats; conquérir un royaume; parvenir au faîte de la grandeur par ses intrigues, en foulant même aux pieds le vrai mérite, & y monter au moyen des débris de la fortune de ses concurrens, sont des actions éclatantes, que la folie des hommes fait regarder comme des échelons par lesquels on monte au temple de la gloire & de l'immortalité. Gouverner un peuple ſans bruit, ſans fracas des armes; le conduire en paix; lui en faire éprouver toutes les douceurs; n'être occupé que du bien être de ſes ſujets; régner ſur eux par l'amour, la juſtice & les bienfaits, ne ſeroit-ce pas bien mieux le chemin de la vraie gloire? Puiſqu'il eſt d'uſage d'eſtimer les choſes ſuivant leur rareté, & d'y mettre un plus haut prix ſelon le plus de difficulté qu'il y a à ſe les procurer, il doit y avoir infiniment plus de gloire à bien gouverner, qu'à conquérir un royaume par le gain d'une bataille, qui dépend ſouvent plus du hazard que de la ſcience du Général dans l'Art militaire, & du courage du ſoldat. Entre cent Princes on en compte une vingtaine, ou environ, que la fortune a favoriſés, ou qui ſe ſont fait un nom à la tête des armées; à peine en trouve-t-on quatre qui ayent travaillé à faire le bonheur de leurs peuples. C'eſt qu'il eſt infiniment plus difficile à un Roi de remplir les devoirs de ſa couronne, qui ſe bornent à protéger ſes ſujets & à les rendre heureux, que de ſe laiſſer emporter aux fougues d'une ambition impétueuſe, & de gagner des batailles.

N'eſt-il pas mille fois plus difficile de ſe maintenir intacte au milieu des Courtiſans affamés d'honneurs & de richeſſes, que de ſuivre le torrent de l'uſage, qui les rend flatteurs, diſſimulés, intrigans & fourbes? On reſpire auprès des Princes un air contagieux, un air empeſté, dont ceux qui s'en garantissent mériteroient cent fois mieux qu'on leur érigeât des statues, que ceux qui ne savent cimenter l'édifice de leur gloire, qu'avec le sang humain, ou les pleurs de ceux qu'ils ont sacrifiés à leur ambition Je conçois ce qu'eût été Socrate sur le thrône de Macédoine; mais je ne sais ce qu'eût été Alexandre à la place de Socrate. Qui demanderoit à un Alexandre ce qu'il sait faire & ce qu'il a fait? il répondroit sans doute, répandre le sang humain, déthrôner les Rois, subjuguer le monde, & porter les horreurs de la guerre & la consternation dans tout l'univers. Que l'on fasse la même question à un Socrate couronné; il répondra: Je sais instruire les Rois en leur fournissant, par mon exemple, des regles sures, des loix sages pour un gouvernement qui doit faire le bonheur de mon peuple & celui des autres nations. Je me fais un devoir & une gloire de travailler à la conservation & au repos des hommes mes semblables, & non à les détruire. Pour lequel des deux Rois le bon sens & la raison doivent-ils ériger des autels ou une petite maison? L'un est atteint de la fievre ardente d'une ambition destructive du genre humain, l'autre ne suit que la paisible impulsion du bon sens & de la bienfaisance. Il me semble qu'il y a de l'introversion d'esprit à adjuger des lauriers à des actions qui heurtent la raison. Les lauriers ne sont dûs qu'à la véritable grandeur d'ame, à la vertu, & aux actions qui tendent au bien de l'humanité. On ne doit pas juger de la valeur des choſes par l'éclat qu'elles répandent; le préjugé nous dit que cet éclat eſt ce qui guide dans le chemin de la gloire, & qu'on parvient par ſon moyen; mais cet éclat eſt une lueur vive & brillante qui éblouit, & ne conduit qu'au temple de la fauſſe gloire, élevé par la folle ambition, & non à celui de la vraie gloire, élevé par la raiſon & le bon ſens. L'opinion eſt la reine du monde; le préjugé la guide & lui fait prendre l'ombre pour la vérité. C'eſt lui qui juge du mérite des actions; il les déprime ou les loue à ſa fantaiſie. A ſes yeux elles ne ſont belles qu'autant qu'elles ont du brillant & de l'éclat, qu'autant qu'elles ſont vues & connues de plus de perſonnes. C'eſt dire aux hommes: gardez-vous de bien faire ſans témoins, qui puiſſent publier votre valeur, votre magnanimité, votre bienfaiſance. Ce ſeroient des actions perdues; elles reſteroient enſevelies dans l'oubli. On ſait cependant que la vraie gloire à laquelle on doit aſpirer, eſt le témoignage d'une bonne conſcience. Qui n'eſt homme de bien & d'honneur que parce qu'on le ſaura, & qu'il en ſera plus eſtimé en conſéquence, n'eſt pas une perſonne dont on doive eſpérer beaucoup. Qui n'agit que pour la montre, eſt un fat imbécille, qui livre ſa réputation au jugement capricieux des foux, & qui ne mérite que le mépris des gens ſenſés. C'eſt une véritable maladie de l'eſprit que de chercher les applaudiſſemens & de faire conſiſter ſa gloire dans l'opinion du vulgaire.

Faiſons le bien pour le bien même. Qu'il en réſulte l'applaudiſſement de la multitude, ou non, qu'importe? toujours eſt-il vrai que le chemin de la raiſon & de la vertu eſt le ſeul qui conduiſe au vrai bonheur.

Il y a, je l'avoue, une douceur, une ſatisfaction naturelle à s'entendre louer & applaudir; les louanges ſemblent même n'avoir été imaginées & n'avoir d'autre but que d'encourager à bien faire; mais nous leur en prêtons trop (*).

Au reſte combien de gens ſe trompent dans l'exécution du projet qu'ils ont formé de faire parler d'eux, & de ſurvivre à eux-mêmes? Dans une bataille où dix mille hommes ſont tués ou eſtropiés, à peine parle-t-on d'une dixaine. Tuer dans ces cas-là, un homme ou deux ou davantage, ſe préſenter courageuſement à la mort, c'eſt bien quelque choſe pour nous; mais quant à la gloire qui en peut réſulter dans la mémoire des hommes, c'eſt une action ſi ordinaire, que c'eſt un pur hazard ſi l'on vous diſtingue de tant de milliers d'autres, qui ont couru les mêmes riſques. Combien de braves ſont morts les armes à la main depuis l'établiſſement d'un Empire, & combien eſt petit le nombre de ceux dont les noms ont été conſacrés dans les faſtes de l'Hiſtoire? D'ailleurs, qui voudroit

(*) *Laudari haud metuam, neque enim mihi cornea fibra eſt,*
Sed recti finemque extremumque eſſe recuſo,
Euge tuum & belle. Perſ. Sat. 1.

n'estimer les choses que ce qu'elles valent, trouveroit bien des raisons plus que suffisantes pour ne pas prétendre tirer tant de gloire de ce qui lui est commun avec tant d'autres. Combien verroit-il de soldats & de goujats compagnons de sa gloire? Celui qui se tient ferme sur le haut d'une tranchée, que fait-il de mieux & de plus glorieux que cent soldats, qui l'accompagnent; que cinquante pionniers qui ouvrent cette tranchée devant lui, & le couvrent de leurs corps pour cinq ou six sols de paye par jour? Ils n'aspirent pas à la gloire que s'en promet celui qui les commande, & peut-être ont-ils raison; car combien s'en trouve-t-il qui se trompent dans leur calcul? Il faudroit que chaque homme brave eût auprès de lui un Secrétaire immortel, qui tînt régistre des belles actions dont il seroit témoin. Et qui peut répondre encore que ces régistres parviendroient à la postérité? C'est donc une folie de faire le bien en vue d'en acquérir de la gloire. *Recti facti, fecisse merces est: officii fructus ipsum officium est.* Senec. Ep.

Qui peseroit au poids de la justice, du mérite & de la pure vérité les faits éclatans, les actions & les personnes qui sont dignes de passer à la postérité, rabattroit beaucoup de cette envie de faire parler de lui, ou feroit succéder à l'amour propre, dont on est aveuglé, une grande émulation pour la vertu. Il est assez aisé d'avoir une grande réputation; des flatteurs, gens intéressés à vous la faire, suffisent pour cela; mais il n'est pas si facile de la mériter en effet, encore moins de ne pas y ſurvivre.

Tout ce que j'ai dit juſqu'ici, je l'ai dit uniquement pour guérir les ames atteintes de l'envie de faire parler d'elles, & aſſez crédules pour s'imaginer que leurs noms ſeront inſcrits dans le temple de la gloire. Il y a bien des moyens de faire parler de ſoi; toute action d'éclat dans le militaire & dans la robe; exceller dans les Sciences ou dans les Arts; dans le gouvernement. Mais il eſt ſi difficile de parvenir à ſe faire un nom dans tous ces genres-là, que j'aurois bien de la peine à concevoir comment il peut ſe faire que tant de gens y oſent aſpirer, ſi je ne ſavois que l'homme eſt paîtri d'amour propre, de préſomption, d'orgueil & de vanité. Combien depuis tant de ſiecles, compte-t-on d'Alexandres, de Céſars, de Démoſthenes, de Cicérons, d'Ariſtotes, d'Archimedes, de Zoroaſtres, d'Hermès, de Lycurgues, de Socrates, de Platons, d'Orphées, d'Homeres, de Virgiles, d'Horaces &c.? Tous ces hommes excelloient dans leurs genres. Des milliards d'autres ont cru pouvoir en ſuivant leurs traces, parvenir au temple de l'immortalité; ils ſe ſont égarés; les forces leur ont manqué; ils ſont reſtés enſevelis dans la pouſſiere & dans l'oubli: ils n'ont atteint que l'ombre de la gloire; cette ombre s'eſt évanouie, & avec elle, les noms de ceux qui l'ont pourſuivie.

La gloire a, je l'avoue, des attraits bien puiſſans; il eſt très-difficile de s'en défendre; mais avant que d'y aſpirer, il faudroit meſurer ſes forces; ne pas les peſer au poids de l'amour propre & de la préſomption, mais à celui de la raiſon & du bon ſens; voir ſans prévention ce qu'on peut & ce qu'on ne peut pas, *quid valeant humeri, quid ferre recuſent.* Alors l'émulation qui naît de l'amour de la gloire, ſeroit à ſa place. Alors on ne ſe tromperoit pas dans ſon calcul; on ne confieroit pas la gloire de ſa réputation, comme tant d'inſenſés, au jugement des ſots, dont le monde fourmille. Car eſt-il rien de plus fou, dit Cicéron (Tuſcul. quæſt. l. 5. c. 36.) que de compter en gros pour quelque choſe, les jugemens & les applaudiſſemens de ceux qu'on mépriſe chacun à part?

Oui, ayons de l'amour pour la gloire, mais que cet amour ſoit borné à l'émulation pour faire le bien. Elle nous tirera de cet engourdiſſement qui eſt le fruit de la pareſſe, & qui rend un homme mépriſable aux yeux de tout le monde. Que chacun s'efforce donc de mériter les louanges & les applaudiſſemens dûs à la vertu; mais qu'il ne cherche pas à s'enivrer de flatteries & de louanges, comme la fin qu'on doit ſe propoſer dans les belles actions. (Perſe, Satyre 1.) Il ne convient de ſe donner en ſpectacle, qu'à ceux qui ont de quoi ſe propoſer pour modele ſoit par leurs belles actions, ſoit par les belles productions de leur génie, ſoit enfin par d'heureuſes découvertes, utiles & avantageuſes à l'humanité. A quoi peut aboutir la démangeaiſon d'écrire & de rendre publiques ſa proſe ou ſes vers, s'ils ne ſont marqués au meilleur coin? Ignore-t-on qu'un Poëte médiocre eſt inſupportable aux Dieux, aux hommes, aux murailles mêmes où les affiches annoncent ſes ouvrages?

. . . *Mediocribus eſſe Poetis*
Non Dî, non homines, non conceſſere columnæ.

Hor. de Art. Poët.

Cette paſſion de ſe produire en public, au riſque même de la critique la plus humiliante, eſt une ſuite de la bonne opinion que l'on a de ſoi même. Hé! qui n'en a pas une bonne doſe? Car qui s'eſt jamais aviſé de penſer qu'il manque de ſcience & de génie? Ce ſeroit une propoſition qui impliqueroit contradiction. C'eſt une maladie, mais une maladie dont l'effet eſt de ne ſe pas faire ſentir à celui qui en eſt attaqué; elle ſe diſſipe dès que le malade s'apperçoit qu'il en étoit atteint: elle n'eſt plus dès qu'elle eſt apperçue. Mais pour l'ordinaire, c'eſt un brouillard qui offuſque l'entendement, ou un nuage pénétré d'une fauſſe lumiere, qui nous éblouit, & ne ſe diſſipe que lorſqu'il eſt frappé par celle du bon ſens & de la raiſon. Dans ce genre-là ſe connoître & s'accuſer, c'eſt s'excuſer: ſe condamner c'eſt s'abſoudre. Il ne fut jamais de crocheteur ou de femmelette, qui ne crût avoir une ſuffiſante proviſion de bon ſens & de connoiſſances. On reconnoît aiſément dans d'autres la ſupériorité ſur ſoi, des forces du corps, du courage, de l'expérience, de quelques ſciences, de la beauté; mais quant à l'avantage de l'eſprit, du jugement & du génie, on ne penſe pas devoir le céder à qui que ce ſoit.

On dit, & cela eſt vrai, que le plus juſte partage que la Nature nous ait fait de ſes graces, eſt celui du bon ſens; car il n'en eſt aucun qui ne ſoit content de ce qu'elle lui en a departi. En effet, qui verroit au delà, verroit hors de la portée de ſa vue. On ne ſe plaint gueres de ſoi même; on ne ſe plaint que de ſon ſort, que l'on cherche toujours à rendre meilleur; parce que la préſomption fait toujours enviſager celui dont on jouit, comme fort au deſſous de celui qu'on penſe mériter. On a les yeux fixés ſur celui d'autrui; on envie les avantages que l'on croit y voir, & l'on n'arrête jamais ſes regards ſur ceux que l'on poſſede; tout eſt beau chez les autres; tout paroît laid chez nous, parce qu'on ne s'aviſe pas de s'examiner, & de vouloir eſſayer de ſe connoître. *Nemo tentat in ſe deſcendere.* (Perſ. Sat, 4.)

En fait de ſuffiſance chacun en a ſa bonne part. Un Militaire ſe croit au deſſus de toutes les profeſſions, ſouvent même au deſſus des vrais Savans: auſſi un homme de lettres lui rend-il bien le change. L'opinion qu'il a de ſon ſavoir, lui donne plus de hardieſſe de ſe produire; il penſe que tous les yeux ſont fixés ſur lui pour l'admirer; tandis qu'en rendant ſes productions publiques, il s'eſt trop découvert, elles l'ont trahi,

& l'on ne le regarde que pour le montrer au doigt.

Si la présomption est une maladie de l'ame, qui rend téméraire, & nous fait estimer les autres comme inférieurs à nous, il y en a une toute contraire, qui n'est pas moins un défaut : celle de se croire trop inférieur aux autres. C'est une foiblesse qui énerve le courage, anéantit l'émulation. Elle est connue sous les noms de lâcheté, & de poltronnerie, & autrefois elle l'étoit sous celui de couardise.

La poltronnerie est la mere de la lâcheté, la foiblesse l'est de la poltronnerie ; la cruauté a son principe dans ces trois défauts, ainsi que la malice, la méchanceté, la ruse & la fourberie. Une grande ame est toujours généreuse, compatissante & humaine. Quand on manque de force, on cherche à y suppléer par la ruse : c'est la ressource des femmes. Elles sont foibles & ont le cœur ordinairement compatissant tant qu'on ne les contrarie pas, ou qu'on ne met point d'obstacles à l'accomplissement de leurs désirs ; mais elles ont l'ame extrêmement sensible, vindicative, & leur vengeance est toujours cruelle & meurtriere. Les poltrons ont tous ces défauts, & quand la poltronnerie est poussée jusqu'à la lâcheté, elle dégénere en bassesse, & produit l'inhumanité. On a vu les hommes les plus cruels s'attendrir & pleurer comme les femmes, pour des causes frivoles. Alexandre, Tyran de Phères, au rapport de Plutarque (vie de Pélopidas) ne pouvoit aſſiſter à la repréſentation de la tragédie d'Andromaque, ſans s'attendrir ſur les malheurs de cette infortunée, lui, qui ſans pitié, faiſoit maſſacrer tous les jours tant de perſonnes.

Deux effets ſi contraires ne peuvent avoir que la foibleſſe pour cauſe. L'âne inſulte au lion malade; la valeur n'aime à ſe montrer que contre la force & la réſiſtance; mais la foibleſſe & la lâcheté ne ſe ſentant pas capables du même rôle, veulent au moins ſe faire valoir par le maſſacre & le ſang. Ce n'eſt pas le ſoldat brave qui, après une bataille, exerce des cruautés, c'eſt la vile canaille, les valets, les vivandiers, qui, pour ſatisfaire leur baſſe avidité, trempent leurs mains dans le ſang de ceux que le ſort a mis à leur merci. Ils reſſemblent à ces chiens lâches, qui n'oſent attaquer une bête en plein champ, & qui la mordent & la déchirent, quand elle eſt miſe hors de défenſe.

L'Empereur Maurice averti qu'un certain Phocas vouloit attenter à ſa vie, demanda quel étoit ce Phocas, ſa façon de penſer & d'agir; on dit à Maurice que Phocas étoit un lâche. L'Empereur en conclut qu'il étoit donc meurtrier & cruel. En effet pourquoi les Tyrans ſont-ils ſanguinaires? c'eſt qu'ils ſentent leur foibleſſe, & que leur lâcheté ne ſauroit employer d'autres moyens de ſe maintenir & d'aſſurer leur vie, qu'en exterminant ceux dont ils penſent avoir quelque choſe à craindre. *Cuncta ferit dum cuncta timet*, dit Claudien (in Eutrop. l. 1.)

La lâcheté fait commettre les premieres cruautés. La crainte d'une juste vengeance engage à en exercer de nouvelles: elles se succedent ainsi pour étouffer les unes par les autres.

De la Vengeance.

Un autre suite de cette foiblesse est le désir furieux de la vengeance soit d'une offense réelle, soit d'une parole ou d'une action réputées telles. Il n'y a pas de poltronnerie à exposer sa vie pour tirer vengeance d'une injure, mais il y a de la foiblesse à vouloir se venger, & de la lâcheté à vouloir tuer celui dont on a reçu l'injure. Tuer son ennemi devenu tel par l'injure qu'il vous a faite, c'est se priver soi-même du plaisir de le voir longtems repentant de sa faute & de celui de vous en faire un ami. Le tuer n'est pas venger l'injure reçue, c'est se porter à cet excès de cruauté par la crainte qu'on a d'une nouvelle offense. C'est donc une action plus de crainte & de lâcheté que de valeur & de bravoure: de précaution que de courage. Tuer dans ce cas-là, n'est donc pas le vrai but de la vengeance & le soin de notre réputation. Vouloir venger une injure c'est ne pas se sentir le courage d'en essuyer d'autres; c'est avouer, c'est prouver sa propre foiblesse à son ennemi, dans le tems même que l'on prétend se mettre en devoir de lui prouver notre supériorité.

Nos peres tiroient vengeance d'une injure par un démenti, d'un démenti par des coups, & avoient assez de bon sens pour penser que leur réputation n'en devoit pas souffrir, parceque, s'il y a du déshonneur & de la honte à craindre d'une injure, ils ne doivent pas tomber sur celui qui l'a reçue, mais sur celui qui a offensé. Ils avoient assez de courage pour ne pas craindre leur adversaire vivant. Sans doute nous sommes assez lâches pour trembler de frayeur de le voir sur pied, puisque nous cherchons à lui ôter la vie, & que l'usage inhumain est aujourd'hui de poursuivre à mort celui que nous avons offensé, comme celui qui nous a offensés.

La lâcheté étoit encore plus palpable il y a quelques siecles; car on se défioit tellement de soi-même, que l'on se faisoit seconder par un, deux ou trois amis, que l'on engageoit à épouser sa propre querelle. D'abord on ne les invitoit à se trouver au combat singulier que comme témoins que tout s'y étoit passé dans l'ordre; mais dans la suite, ces témoins se mirent de la partie, dans la crainte qu'on ne les taxât de manque de cœur ou d'affection envers leur ami, s'ils restoient spectateurs oisifs de son combat. Outre la lâcheté manifeste de ne pas se fier à ses propres forces pour défendre son honneur prétendu offensé, il y avoit de l'injustice & de la bassesse à faire courir à son ami le hazard de perdre sa vie pour protéger la nôtre.

Y a-t-il moins de barbarie & moins de lâcheté dans l'ame de ces ſpadaſſins, de ces bretailleurs, qui, ſe confiant ſur leur meurtriere adreſſe à manier les armes, offenſent indifféremment amis & ennemis, pour avoir occaſion de montrer leur ſavoir-faire dans ce genre. Un exemple ſera plus que ſuffiſant pour prouver la lâcheté des gens de cette eſpece. A l'âge de quinze ou dixhuit ans le Chevalier Follard, devenu dans la ſuite célebre dans le Militaire, y fut reçu en qualité de Lieutenant. Un Officier du même Régiment s'y étoit rendu redoutable par le meurtre, ou pour mieux dire, par l'aſſaſſinat de pluſieurs de ſes confreres, qu'il avoit ſacrifiés à l'envie de ſe faire un nom dans ce genre-là. Il attaquoit ſurtout les nouveaux venus, & les offenſoit au point de ne pouvoir refuſer de ſe battre avec lui. Les autres Officiers en prévinrent le Chevalier Follard. Il leur demanda s'ils ſeroient bien aiſes qu'on les débarraſſât de cette peſte du genre humain? On peut juger de leur réponſe. Hé bien, dit le Chevalier, c'eſt moi qui vous en délivrerai. A peine avoit-il parlé que le ſpadaſſin paroît. On dit au Chevalier, le voilà: il ſe préſente en effet, ſe mêle dans la converſation, & la conduit de maniere à mettre le Chevalier dans le cas de n'être pas de ſon avis. Vous êtes bien fier, lui dit-il, jeune homme, je vous apprendrai à vivre; & moi, repartit le Chevalier, en lui donnant un ſouflet, je vous apprendrai à mourir. Le bretailleur met ſur le champ l'épée à la main, pour venger cette insulte. Mais le Chevalier lui dit: non, non, ce n'est pas avec une arme telle que celle-là qu'il faut montrer votre courage, je veux me battre à armes égales, & vous n'êtes qu'un lâche digne du mépris & de la risée de tout le monde, si vous refusez d'accepter le parti que je vais vous proposer. Faisons apporter ici un tonneau défoncé: nous y entrerons vous & moi, munis chacun d'un poignard; & en présence de ces braves gens, nous nous escrimerons à qui mieux mieux. Le spadassin ne jugea pas à propos d'accepter la proposition, & fut chassé du Régiment. Ce n'est pas assez qu'une telle punition; il faudroit séquestrer de la société ces ennemis des braves gens & de tout le genre humain. L'adresse dans le fait des armes, la ruse, l'expérience donnent la supériorité sur la force étourdie d'un jeune homme, ou sur le courage d'un brave moins expérimenté. Quelle gloire y a-t-il, ou plûtôt quelle honte n'y a-t-il pas alors pour celui que l'adresse seule a rendu victorieux? Si l'on se fait redouter, on se fait haïr. La réputation d'un escrimeur est odieuse. Que l'on garde sa bravoure & son courage pour les occasions où la défense de l'opprimé le demande, où celle de la patrie l'exige, & que l'on ne s'étudie pas à s'entretuer méthodiquement contre les loix & la justice. Platon, en parlant de l'usage d'apprendre aux jeunes gens le maniement des armes, que nous appellons l'escrime, dit n'avoir jamais vu sortir de cette école un grand homme de guerre. (Dial. intitulé Lachès.) L'expérience nous l'a suffisamment prouvé.

De la Jalousie.

Autre foiblesse, autre maladie de l'ame, la jalousie, maladie qui ne laisse aucun repos à l'esprit, ni au corps; qui les tyrannise sans cesse, porte l'homme & la femme aux plus grands excès, & leur fait oublier jusqu'aux sentimens d'humanité.

La jalousie & l'envie sa sœur sont des passions les moins excusables & les moins conformes à la raison. La premiere est cependant la passion la plus commune chez la plûpart des nations de l'Asie & des parties méridionales de l'Europe, les Turcs, les Italiens, les Espagnols & les Portugais. C'est, en vérité, ou avoir bien mauvaise opinion de soi-même, ou s'aveugler sur ses propres défauts, ou être enivré d'un amour propre outré, que de se livrer à cette passion, funeste à celui ou à celle qui en sont entichés, funeste à ceux qui en sont l'objet; passion qui n'a jamais fait aucun bien, & qui a produit les plus grands maux. La jalousie, considérée dans ce point de vue, ne peut donc être une preuve d'amour, comme le prétendent ceux qui sont attaqués de cette maladie. Un homme d'esprit & de jugement ne donna jamais dans ce travers. Qui eut plus de motifs de jalousie, & qui fut moins jaloux que Luculle, que César, que Pompée, Marc-Antoine, Caton & tant d'autres? Tout sert d'aliment à cette maladie; elle corrompt, elle gâte même les plus ſains. Les plus grandes preuves d'affection, de bienveillance & d'amour paroiſſent à un jaloux des pieges, & des maſques trompeurs. C'eſt une fievre, une rage qui rongent & minent d'autant plus ceux qui en ſont atteints, qu'ils ont honte de paroître jaloux, & ſe voient obligés de s'excuſer du prétexte de la bienveillance.

Il y a une autre eſpece de jalouſie, que l'on appelle *Jalouſie de métier;* & qui n'eſt pas moins blâmable que l'autre; puiſqu'elle tyranniſe également l'eſprit, & devient mere de l'envie. C'eſt elle qui fait commettre tant de fautes contre l'amour ſocial, qui cauſe tant de haines implacables, & qui cependant, ſi elle étoit modérée, deviendroit le principe de l'émulation, & d'un zele ardent pour bien faire. On n'eſt jaloux que de ceux dont on reconnoît le mérite & la ſupériorité. Chercher à déprimer les autres, c'eſt reconnoître ſa propre foibleſſe, & s'avouer honteuſement leur inférieur.

De la Colere.

Nous ſommes tous membres de la ſociété, & comme tels, nous ſommes tous intéreſſés à maintenir le bon ordre, duquel dépend le bien-être général, la félicité publique & le bonheur des particuliers. C'eſt ce que doivent ſe propoſer les Législateurs. Cependant, ſi l'on en excepte ceux de Lacédémone & de Crete, les autres ont preſque tous oublié de pourvoir à un article des plus importans, relatif à cet objet, celui de l'éducation des enfans. Persuadés sans doute, que l'amour paternel obligeroit les peres à avoir pour ceux à qui ils ont donné la vie, toute l'attention & tous les soins que la qualité de pere exige, pour en faire des hommes heureux & de bons citoyens, ils leur ont abandonné la conduite de leurs femmes & de leurs enfans, sans faire attention que tous les peres ne se conduisent pas toujours eux-mêmes suivant les principes de la droite raison, & par les impulsions de l'amour paternel. On vous est obligé, disoit Juvenal (Sat. 14.) d'avoir donné un citoyen à la patrie; mais on ne vous en saura gré qu'autant que par vos soins il deviendra utile à l'État, propre à faire valoir les terres qu'on lui aura confiées; à être de bon service pendant la guerre, & en tems de paix. Est-ce en prendre les moyens, que de laisser à la merci de peres & meres brusques, capricieux, foux, emportés & méchans, la discipline & l'éducation de l'enfance? Combien de fois n'arrive-t-il pas que, leur brutalité étouffant l'amour paternel, ils rendent ces petits corps tendres victimes de leur emportement: furieux & forcenés, le feu & la rage dans les yeux, on les voit battre, meurtrir, assommer de coups, estropier enfin ces fruits délicats de leur amour, dont ils devroient eux-mêmes espérer tant de services? Est-ce correction? Non, c'est vengeance. On puniroit un Juge qui auroit condamné un criminel par colere ou par vengeance; pourquoi ne pas punir un pere, une mere, un pédant qui, dans leur colere, châtient brutalement un enfant?

Il n'eſt point de maladie de l'ame plus dangereuſe, point de paſſion qui trouble plus le jugement. Elle nous fait toujours voir les fautes & les offenſes plus grandes qu'elles ne ſont. On ne devroit donc jamais punir un domeſtique fautif, tant qu'on ſe ſent de l'émotion. Alors la paſſion commanderoit. Il allégueroit pour ſa juſtification, les emportemens de ſon maître, ſes yeux étincelans d'un feu plus ardent que celui qui éclate dans les yeux d'une Gorgone: il ne ſe croiroit pas coupable, & châtié avec juſtice; on le mettroit alors dans le cas de perdre le reſpect, & de ſe porter aux excès qu'il condamnoit dans ſon maître. La dureté & l'animoſité avec laquelle Céſar condamna Tabirius, le fit abſoudre par l'aſſemblée du peuple, à laquelle Tabirius en avoit appellé. (Suétone dans la vie de Céſar.) Aulu-Gelle dans ſes Nuits Attiques, raconte qu'un domeſtique méchant & vicieux de Plutarque ayant commis une faute grave, Plutarque le condamna au fouet. Pendant qu'on exécutoit ſes ordres, le domeſtique grondoit & ſe plaignoit qu'on le maltraitoit mal à propos, & qu'il étoit honteux à ſon maître de ſe laiſſer emporter à la colere contre ſon domeſtique, lui Plutarque, qui ſe vantoit d'être Philoſophe, & qui avoit fait un traité ſur cette affreuſe paſſion, pour en montrer & faire haïr les funeſtes ſuites. Tu te trompes, répondit froidement Plutarque: à quoi peux-tu juger que je ſuis en colere? mon viſage, ſa couleur, ma voix, mon ton en te parlant annoncent-ils que je ſuis en courroux? Ai-je les yeux hagars, étincelans, le viſage enflammé & la vue troublée? le ton de la voix rude & criard? L'écume ſort-elle de ma bouche? M'eſt-il échappé quelques termes groſſiers, quelques paroles injurieuſes? Treſſaillé-je? les pieds me trépignent-ils? ce ſont-là les vrais ſignes de la colere. Se tournant enſuite vers celui qui le fuſtigeoit, continuez, lui dit-il, pendant que lui & moi diſputerons à qui aura raiſon. Platon ſe ſentant ému contre un de ſes eſclaves, dit à Speuſippe: charge-toi de châtier cet homme-là; je ne veux pas le faire dans l'émotion qu'il m'a cauſée.

Cette maladie n'eſt pas comme les autres, qui ſe guériſſent par leurs contraires. Le ſang froid & la douceur l'irritent quelquefois. Ceux qui ont eu affaire à des femmes têtues & opiniâtres, ont dû s'appercevoir de la rage qui les anime, lorſqu'on n'oppoſe à leurs criailleries & à leur agitation que le ſilence, la froideur. Célius l'Orateur étoit fort enclin à la colere, dit Séneque (de Ira l. 3. c. 8.); ſe trouvant en converſation avec un homme extrêmement doux & pacifique, qui le connoiſſoit bien, celui-ci prit le parti d'approuver tout ce qu'il diſoit. Célius s'irrita de ſa douceur & de ſa complaiſance, & lui dit: *nie-moi quelque choſe, de par les Dieux! afin que nous ſoyons deux.*

Quand on eſt ſujet à s'échauffer, à ſe mettre en colere contre ſes enfans ou contre ſes domeſtiques, on ſe fait mépriſer d'eux. Les criailleries que l'on fait à chaque occaſion coulent chez eux ſans impreſſion, comme l'eau ſur la toile cirée. Vous jurez, vous tempêtez contre un domeſtique qui vous a volé; il ne vous écoute plus, parce que vous en avez agi avec lui de la même maniere pour avoir mal rinſé un verre, ou mal aſſis une chaiſe. Comment ne s'aviſe-t-on pas de réfléchir ſur cette conduite ſujette à tant d'inconvéniens? C'eſt qu'il en coûteroit du travail & de la peine, & que la pareſſe eſt la paſſion favorite de l'homme.

Les injures & les offenſes ne ſont pas les ſeules cauſes de la colere; le ſang s'échauffe & bout dans nos veines ſuivant que nos ſens ſont affectés de certains objets, dont la vue nous frappe vivement, ou qui excitent chez nous des ſenſations vives, qui portent l'émotion dans l'ame.

Que l'on voie faire une action cruelle, ſans même que nous y ayons aucune part, & que les perſonnes actives & paſſives nous ſoient connues, nous en ſommes dabord émus; l'indignation s'empare enſuite de nous; la bile s'échauffe, la colere nous mettroit les armes à la main, pour venger l'humanité opprimée. La colere eſt-elle alors une vertu, ou une foibleſſe? Denx armées ennemies ſe trouvent en face; demandez à un Officier ou à un ſoldat, quel intérêt prenez-vous à l'action qui va ſe paſſer? L'intérêt de l'exemple, dira-t-il, & de l'obéiſſance aux ordres de mon Prince: d'ailleurs je n'y prétends aucun avantage: quant à la gloire, je ſais qu'un particulier comme moi ne doit pas y prétendre une grande part; je n'ai ici ni paſſion à ſatisfaire, ni querelle particuliere à vuider, ni offenſe à venger. Vous vous battrez donc de grand ſang froid? oui, répondra-t-il. Mais voyez-le un inſtant après, lorſque l'éclat des armes aura frappé ſa vue, que le tintamarre des tambours, le feu de la mouſquéterie, le bruit des coups de canons aura étourdi ſes oreilles: vous le trouverez animé, le ſang bouillant dans ſes veines, les yeux étincelans, livré aux plus grands emportemens, ſe jettant comme un furieux au milieu de ceux dont il n'a point été offenſé, & les traitant comme ſes plus cruels ennemis. Principe, cauſe de colere & de fureur bien frivoles, me direz-vous. Comment cauſe? en faut-il pour agiter notre ame? Un ſonge ſans corps & ſans ſujet la trouble, la régente & l'agite. Que je me mette à faire des châteaux en Eſpagne, comme dit le proverbe; mon imagination m'y forme des commodités & des plaiſirs qui châtouillent mon ame & la réjouiſſent. Combien ſommes-nous ingénieux à nous forger des ſujets chimériques, des ombres fantaſtiques de colere & de triſteſſe, qui nous alterent l'ame & corps? Cambyſe fait mourir ſon frere, pour avoir ſongé que ce frere, qu'il aimoit beaucoup, devoit devenir Roi de Perſe. Le hurlement d'un chien pris de mauvais augure, détermine Ariſtodeme à ſe tuer. Midas ſe trouble l'eſprit pour un ſonge & ſe donne la mort. (Plutarque Traité de la ſuperſtition.) Quelle foibleſſe! Eſt-il un être vivant dans la nature autre que l'homme, qui ſe repaiſſe de chimeres, & ſur lequel les fantômes de l'imagination ayent autant de pouvoir? Hé quoi donc! les maux aſſiegent notre corps; les peines & les chagrins ſont toujours ſur les talons de l'ame; à peine goûtons-nous un ſeul vrai plaiſir ſans y trouver de l'amertume, & notre eſprit ſera encore ingénieux à ſe tourmenter? Quelle eſt donc cette ſageſſe humaine ſi célébrée, ſi vantée? n'eſt-elle pas plutôt une véritable folie? puiſqu'elle eſt ſi ſottement, ſi bêtement ingénieuſe à diminuer, à troubler, à empoiſonner la douceur du plaiſir & de la volupté, faite pour la conſervation de notre exiſtence, & pour notre bonheur.

Ce qu'il y a de ſingulier, & preſque d'inconcevable dans cette folle conduite de l'homme, c'eſt qu'elle a ſon principe dans le déſir même de conſerver ſon exiſtence, & de ſe procurer le bonheur après lequel il ſoupire toujours. Il ne ſe trompe que dans les moyens & dans la route qui y conduiſent. Au lieu de ſe roidir contre les impreſſions de la crainte, il abuſe du proverbe, qui dit que la précaution eſt la mere de la ſureté; il a peur non ſeulement des dangers réels qui menacent ſa vie; ſon imagination lui en fabrique de chimériques, qu'il regarde comme vrais, comme préſens, & qu'il doit fuir. Ne devroit-il pas plutôt penſer que la crainte eſt un mal réel, une foibleſſe de l'ame, une paſſion qui trouble le jugement, & fait voir les objets tout autres qu'ils ne ſont; une maladie qui jette le dégoût ſur tout ce qui ſe préſente à nos yeux; qui nous fait perdre juſqu'à l'eſpérance, unique reſſource des malheureux, qui nous ronge, qui nous mine le corps & l'ame; qui eſt enfin un des véritables moyens de détruire notre exiſtence au lieu de la conſerver, & d'éloigner notre bonheur au lieu de nous y conduire?

Si des chimeres, qu'il faudroit bien nommer des êtres de déraiſon, plutôt que des êtres de raiſon, agitent ainſi l'ame, & lui font perdre ſon aſſiette, doit-on être ſurpris de voir un homme d'un tempérament bilieux, ſe formaliſer de la moindre choſe, être ſenſible à des riens, être chicaneur, querelleur, prendre feu ſur un mot mal entendu, & jetter ainſi le trouble & la confuſion dans la ſociété? C'eſt un foible qui a également ſon principe dans le déſir de ſa propre conſervation; mais les ſuites de cette maladie de l'ame ſont un effet de ce qu'on manque d'en combiner les moyens, & du défaut de jugement dans le choix qu'on en fait.

De l'Inconſtance.

Rien n'eſt conſtant dans l'univers que l'univers, conſidéré dans ſon tout, & non dans ſes parties. Le déſordre qui regne en apparence parmi celles-ci, eſt ce qui fait l'ordre de celui-là. Tout change ou de lieu ou de maniere d'être: pourquoi l'homme, que l'on appelle le petit monde, démentiroit-il ſa nature, & auroit-il le privilege de reſter toujours le même? Non, il n'a pas ce privilege; car rien n'eſt plus changeant que lui. Les changemens qui s'operent dans la Nature, font l'ordre qui y regne; mais ceux qui arrivent dans l'homme ne ſont dans l'ordre que relativement au tout, dont il fait partie, & relativement à la conſtitution humaine, dont la nature eſt de ne pas exiſter deux inſtans de ſuite dans la même maniere d'être. La liaiſon intime qu'il y a entre l'ame & le corps de l'homme, & leur dépendance mutuelle font que l'ame eſt aſſervie aux changemens qu'éprouve le corps. De là nait l'inconſtance de ſes penſées, de ſes perceptions, de ſes jugemens, de ſes déſirs & de ſes actions. Delà les changemens que l'on remarque dans ſes goûts, dans ſes affections, dans les paſſions qui ſe ſuccedent, qui le tyranniſent, & qui font le tourment de ceux avec leſquels il vit en ſociété.

On regarde en conſéquence cette alternative, ou plutôt ce changement ſucceſſif de penſer & d'agir, comme un vice, un défaut, une foibleſſe, comme une maladie de l'ame: on a raiſon, ſi on le conſidere relativement à la ſociété, puiſqu'elle en ſouffre, & qu'il lui eſt nuiſible. Mais ſi on le conſidere reſpectivement à l'homme, à la perſonne même, il eſt plus digne de pitié que de blame. Il y a de l'injuſtice à condamner dans les autres, ce qu'il n'eſt pas en leur pouvoir de corriger, & ce que nous éprouvons nous-mêmes. Il n'y a entre nous de différence que du plus au moins; nous ſommes tous malades à cet égard; mais ſans doute notre amour propre nous aveugle, ou nous ne ſentons pas aſſez notre mal, lorſque nous le condamnons dans les autres.

Ce qu'il nous a plu d'appeller *conſtance*, n'eſt donc proprement qu'une inconſtance preſqu'inſenſible pour nous, parce qu'elle n'eſt pas pouſſée à un degré aſſez frappant, pour qu'il nous affecte déſagréablement. Alors cette inconſtance en moins devient pour nous une vertu; en plus elle devient un vice.

Laiſſons à chacune ſa dénomination, & voyons avec Séneque (Ep. 20.) ce que nous nommons ſageſſe: c'eſt toujours vouloir la même choſe, quand ce qu'on veut eſt juſte; parce qu'il n'eſt pas poſſible qu'une même choſe nous plaiſe conſtamment, ſi elle n'eſt conforme à la droiture & à la juſtice, & ſi elle n'a pas en effet tout ce qu'il faut pour nous plaire. On eſt également ſage, quand on refuſe toujours de vouloir s'attacher à une choſe qui nous déplait toujours. L'inconſtance conſiſte donc à changer trop fréquemment de penſées, de déſirs, de goûts & de volontés ſur des choſes dont la bonté ou la beauté frapperoit les autres de maniere à les y attacher conſtamment: c'eſt pourquoi l'on dit qu'il y a des gens de mauvais goût, &

que conſéquemment l'inconſtance eſt une maladie de l'ame. Mais quand on change d'avis & d'affection pour vouloir mieux, ou qu'on laiſſe le moins parfait pour s'attacher à ce qui approche d'avantage de la perfection, cette inconſtance n'eſt pas un défaut de l'ame, c'eſt la marque d'un diſcernement plus juſte & plus clairvoyant.

On diroit que Séneque, en définiſſant ainſi la ſageſſe, a voulu définir la conſtance; comme s'il avoit voulu dire que l'on ne ſauroit être ſage, ſi l'on eſt inconſtant; par conſéquent que l'inconſtance eſt un vice. On en ſera bien mieux perſuadé ſi l'on vit avec certaines perſonnes, dont l'eſprit ne ſauroit ſe fixer, & dont la volonté eſt auſſi changeante qu'une girouette, ſelon que le vent des occaſions les pouſſe & les fait tourner; qui mépriſent, dit Horace (Ep. l. 1. Ep. 1.) ce qu'elles ont déſiré ſi ardemment; qui reprennent avec la même ardeur, ce qu'elles venoient de quitter; toujours flotantes, & dans une oppoſition générale avec elles-mêmes, elles ſont le jouet de la volonté des autres. Irréſolues, incertaines ſur les parties qu'on leur propoſe, leur indétermination empêche de ſaiſir les occaſions favorables qui s'échappent, & devient nuiſible à eux-mêmes & aux autres.

On n'auroit pas pu reprocher cette irréſolution à cette fille, dont parle Montaigne dans le premier chap. du ſecond livre de ſes Eſſais. Un ſoldat logé chez elle la ſollicitoit par prieres & par des préſens de lui accorder ſes faveurs. Craignant, dit-elle, qu'il n'en vînt à la violence, elle se précipita par une fenêtre. Ayant eu le bonheur de ne pas se tuer, elle se détermina à se couper la gorge avec son couteau. Elle s'étoit déja blessée, lorsqu'on lui arracha le couteau. Elle s'en repentit sans doute, & l'inconstance sans doute la fit changer d'avis, car, dit Montaigne, *j'ai sçu que devant & depuis elle avoit été garse (fille) de non si difficile composition.*

Il est vrai que nous ne pouvons gueres répondre de notre constance; les circonstances nous déterminent pour l'ordinaire. La colere, la nécessité, le vin, l'exemple, la compagnie font d'un poltron un homme brave, & un malaise, une santé affoiblie changent un homme courageux en homme lâche. Quand le corps est malade, l'ame s'appesantit, & s'énerve. A voir la même personne dans des circonstances différentes, souvent ce n'est plus le même homme. On diroit volontiers qu'il a deux ames & deux corps, tant il est différent d'avec lui-même.

Une ame sujette à l'inconstance sait allier les choses les plus opposées: toutes les contrariétés s'y trouvent réunies. Modeste & orgueilleux, doux & insolent, chaste, luxurieux, bavard, taciturne, paresseux, laborieux, ingénieux, hébété, gai, chagrin, menteur, vrai, libéral, avare, prodigue &c. &c. Un inconstant est tout cela suivant les circonstances où il se trouve; parce qu'il n'a pas de tenue, que son ame est foible, souple

& toujours diſpoſée à ſe plier aux impulſions des circonſtances. Ce n'eſt donc pas ſur une action unique que nous devons juger l'homme; puiſqu'il ſe dément un quart-d'heure après. Il faut le ſuivre, & voir dans le cours de ſa vie s'il eſt conſtamment porté au vice ou à la vertu. L'inconſtant comme le conſtant ne ſe démentent gueres. Faites ſouffler le vent à droite, puis à gauche, l'inconſtant en ſuivra les impulſions: l'homme ferme & conſtant ne s'y livrera que rarement; il ſuivra ſa route, parce qu'il ſe propoſe un but, une fin qu'il conſidere avec réflexion; & que l'inconſtance n'a jamais un but fixe & déterminé. Quand même il en auroit un, il eſt toujours irréſolu & incertain dans le choix des moyens qui y conduiſent. Ce n'eſt pas une petite affaire de jouer le perſonnage d'un ſeul homme: auſſi eſt-il aiſé de voir qu'il ſe trouve autant de différence de nous à nous-mêmes, que de nous à autrui. Oui, l'inconſtance eſt un foible, une maladie de l'ame, mais un foible inhérent à la nature humaine, un foible qui dépend de la foibleſſe de la conſtitution du corps auquel l'ame eſt unie & aſſervie. Delà, plus que d'autres cauſes, vient l'inconſtance trop habituelle du ſexe féminin. Donnez-lui des fibres moins délicates, moins ſuſceptibles des impreſſions paſſageres, les femmes ſeront auſſi conſtantes que les hommes; car ils ne doivent pas leur fermeté dans leurs réſolutions, la ſolidité de leur jugement, & j'oſe dire, leur opiniatreté dans leurs ſen-

ſentimens, à une ſupériorité d'ame ſur celle des femmes, mais à leur conſtitution plus robuſte, à leurs fibres moins ſouples. L'ame des femmes eſt de la même nature que celle des hommes; mais elle eſt aſſujettie à un corps différent. Ce ſeroit donc un grand mérite chez elles, que d'avoir moins de caprices, moins de foibleſſes, moins de fantaiſies, tous défauts que nous leur reprochons ſi injuſtement, & plus de conſtance & de perſévérance dans leurs goûts & dans leurs opinions. Refondons-les, jettons-les dans le même moule, & donnons-leur une conſtitution ſemblable à celle de l'homme; nous n'y trouverons plus matiere à reproches & à critique, qu'eu égard aux défauts, dont l'homme lui-même n'eſt que trop accablé.

Nous avons nos défauts, elles ont les leurs; & il n'y a guere de différence que du plus au moins: nous leur reprochons leur inconſtance, ſurtout en fait d'amour; je ne ſai trop ſi nous avons de bonnes raiſons pour le faire. Nous ſommes en quelque façon bien plus dans le cas de mériter ce reproche. Sondons notre cœur, nos yeux, nos ſentimens, notre raiſon. Sommes-nous toujours bien en garde contre les impreſſions que font ſur nous les attraits des belles femmes, des jolies perſonnes, qui ſe préſentent à nos yeux? Ne leur donnerions-nous pas la préférence ſur celle à qui nous avons cent fois promis la conſtance de nos ſentimens, ſi nous étions perſuadés qu'elles écouteroient favorablement la déclaration que nous ſérions tentés de leur faire? De plus, ſi elles ſont inconſtantes, n'eſt-ce pas à nous à qui nous devons nous en prendre? Sans ceſſe occupés à leur tendre des pieges, à les pourſuivre de la façon la plus propre à les y faire tomber, quel homme n'y donneroit pas, s'il étoit pourſuivi avec autant d'adreſſe & de vivacité? Les exploits des plus grands Héros ſont-ils plus eſtimables, ſurpaſſent-ils ceux d'une jeune & belle femme, qui réſiſte, qui tient bon, qui demeure ferme dans les ſentimens qu'elle vous a voués, malgré les attaques multipliées, malgré les aſſauts que les autres hommes lui ont livrés? Une belle femme nourrie dans la délicateſſe & l'oiſiveté, élevée ſuivant nos goûts, produite dans le commerce du monde, où elle a ſans ceſſe devant les yeux des exemples ſi contraires à la conſtance, expoſée à de continuelles pourſuites de notre part, foible d'ailleurs par ſa conſtitution naturelle, comment ne ſuccomberoit-elle pas? Nous peſons les bonnes qualités & les défauts des femmes dans la balance de notre intérêt, & nous la faiſons toujours pencher de notre côté. Quand on conſidere toutes ces raiſons, on doit réputer la conſtance un fardeau plus gênant & plus peſant à porter pour une femme, que ne ſeroit pour un homme celui d'une cuiraſſe malfaite & très-lourde, ſi l'on exigeoit de lui qu'il la portât conſtamment. De bonne foi, y a-t-il de la juſtice & du bon ſens dans ceux qui exigent des femmes qu'elles fuient, qu'elles s'éloignent, qu'elles dédaignent, qu'elles abhorrent même ceux qui les aiment, qui le leur disent, qui les adorent? peut-on les contraindre de haïr, parce qu'elles sont aimées? Ce seroit leur imposer une loi d'autant plus injuste & plus cruelle qu'elle seroit contraire à la nature même. Ce seroit une loi dictée par la jalousie, la plus turbulente, la moins sensée & la plus vaine des maladies qui affligent l'ame de l'homme. Aussi se plaignent-elles avec raison des loix séveres que les hommes ont faites contr'elles, sans les appeller, & sans leur avis. Une chose singuliere dans l'homme c'est d'avoir su allier l'antipathie & la sympathie. Les deux sexes sont naturellement portés à se rechercher, à s'aimer, à s'unir pour vivre ensemble & faire le bonheur l'un de l'autre; & ils ne sont presque jamais ensemble sans se contrarier. On s'unit parce qu'on s'aime; on se hait parce qu'on est uni; ce qui sembleroit une raison de plus pour s'aimer. On se comporte réciproquement non suivant les loix de la Nature pour l'entretien de la paix, qui devroit régner dans cette union, & en faire la base & le soutien; mais selon les loix dures & vigoureuses que nous avons imposées aux femmes; loix dictées par l'injustice, loix dont l'exécution leur est presqu'impossible; loix auxquelles nous savons bien nous soustraire pour ce qui nous regarde; loix dans lesquelles on n'a eu égard ni à la foiblesse de la constitution des femmes, ni à leurs penchans; loix contraires à l'éducation ordinaire, admiſe, approuvée & ordonnée par les hommes; loix enfin qui répugnent à la raiſon & au bon ſens, puiſqu'elles ſont abſolument contradictoires avec la conduite ordinaire des hommes à l'égard des femmes, qu'ils pourſuivent ſans relâche pour les faire tomber. Eſt-il en effet rien de moins conforme à la raiſon que de vouloir obliger le plus foible de réſiſter au plus fort? Y a-t-il injuſtice plus criante que celle de condamner le plus foible pour n'avoir pas été le vainqueur? Qu'en arrive-t-il? On les contraint par là à ſe contrefaire, à diſſimuler, à recourir au déguiſement dans leurs diſcours, dans leur maintien, & dans leurs actions publiques, pour éluder la loi, & la violer dans le ſecret. C'eſt un détour qui conduit à la vérité par une fauſſe porte.

Les femmes ſont portées dès l'enfance à s'inſcrire contre cette loi.

> Voyez cette beauté ſous les yeux de ſa mere;
> Elle apprend en naiſſant l'art dangereux de plaire,
> Et d'irriter en nous de funeſtes penchans;
> Son enfance prévient le tems d'être coupable:
> Le vice trop aimable
> Inſtruit ſes premiers ans.
>
> Voltaire trad. de l'Ode 6. du liv. 3. d'Horace.

Il me ſemble que Me. de la Suze n'approuvoit pas cette loi, lorſqu'en traduiſant le Paſtor Fido de Guarini, elle a dit

> La Nature eſt barbare & trop cruelle en ſoi,
> Qui nous donne un penchant, que condamne la loi;

Ou cette loi du moins eſt une loi trop dure
Qui condamne un penchant, que donne la Nature.

Il n'y a pas moins d'injuſtice à condamner l'inconſtance, quoi qu'elle ſoit un vice ou une maladie de l'ame. Car à bien examiner la choſe, je crois que l'inconſtance eſt plûtôt une maladie du corps qu'un vice de l'ame. On doit, à mon avis, l'attribuer au changement de maniere d'être de nos organes. Je l'ai dit, tout change dans la nature, & notre maniere d'être change comme celle des autres individus. Nous ne voyons pas les objets le lendemain comme la veille. Une petite altération dans l'organe de la vue eſt capable de nous faire trouver beau ce que nous avions vu comme laid. L'organe du goût a-t-il éprouvé quelque changement? l'amer nous paroît doux. Eſt-ce l'organe de l'ouïe qui a ſubi une altération dans ſa maniere d'être? la piece de muſique, qui nous flattoit le plus, nous deviendra ennuyeuſe, inſupportable. Il n'eſt donc pas étonnant, il eſt même très-naturel que ce qui nous plaiſoit vienne à nous déplaire, & que nous abandonnions un objet déplaiſant dans le quart-d'heure, pour donner la préférence à un objet qui nous plait davantage. Nouvelle preuve que l'ame eſt aſſervie au corps, & ſe conduit par les impreſſions des ſens. Si elle ne ſe conduiſoit pas dans les opérations de l'entendement & dans le mouvement des reſſorts de la volonté par les ſens, dès quelle auroit reconnu les qualités aimables & eſtimables qui l'attachoient à un objet, elle ne se départiroit jamais de son attachement & de son affection pour lui. Souvent ce n'est pas l'objet qui change de maniere d'être, c'est nous; puisqu'il arrive très-fréquemment que l'on quitte le plus de mérite pour le moins, & que l'on donne la préférence au moins beau sur celui qui l'est davantage.

La vue d'un objet aimable à nos sens nous frappe, nous plait dabord, nous saisit; mais si cet objet a trop d'éclat, il blesse enfin nos yeux, s'ils s'y arrêtent longtems; si ce premier éclat vient à diminuer, & ne fatigue plus la vue, il continue de plaire, & l'on continue à l'aimer. Lorsque l'habitude de le voir a émoussé le vif de l'impression agréable qu'il avoit faite sur nous, elle produit la satiété; l'affection qu'on lui portoit commence par languir, & finit par se précipiter dans le triste gouffre de l'ennui: la constance s'échape, & se dissipe. Qu'un autre objet, même moins aimable que l'autre, se présente à nous lorsque nous sommes dans cet état de langueur ou d'ennui, ou que nos organes ayant changé de maniere d'être, ce second objet nous frappe agréablement, il ne sera pas étonnant que nous donnions la préférence au dernier: nous y sommes, pour ainsi dire, forcés par l'état actuel de la constitution de notre individu. L'expérience prouve que les jeunes gens & les femmes sont plus sujets à l'inconstance que les hommes faits. C'est une suite de la constitution des jeunes gens, qui change successivement de maniere d'être, jusqu'à ce qu'elle ait acquis le degré de perfection dont elle est susceptible. Dans les femmes l'inconstance est un effet de la délicatesse de leurs fibres, & de la foiblesse de leur constitution.

La constance sera cependant toujours regardée comme une disposition louable. Nous n'aimons que les personnes sur la constance & la fermeté desquelles nous croyons pouvoir compter. Par la même raison la pusillanimité, la foiblesse & l'inconstance nous déplaisent; nous ne voulons avoir affaire qu'avec ceux en qui nous supposons un caractere solide, capable de résister aux impressions passageres, & aux séductions momentanées d'un objet éclatant. Les femmes elles-mêmes haïssent les inconstans, peut-être parce qu'ils leur ressemblent trop, mais à coup sûr, parce que le changement à leur égard blesse leur amour propre & leur vanité; elles méprisent les lâches, parce qu'elles connoissent leur propre foiblesse, & qu'elles ont besoin de protecteurs. C'est un sentiment commun à toutes les femmes, même chez les Sauvages de l'Amérique, où les filles ne veulent épouser que ceux des garçons qui ont fait preuve de courage & de bravoure dans la guerre contre leurs ennemis. La plûpart des femmes préferent pour amant un homme laid ou malfait à un bel homme. Ayant demandé à une femme d'esprit & de bon sens quel pouvoit en être le motif? elle me répondit: quand il s'agit de flatter ouvertement notre vanité, de faire parade de notre bon goût, & de la force de nos attraits, nous préférons, par esprit de coquetterie, un bel homme à celui qui ne l'est pas; mais le cœur y a très-peu de part. S'agit-il d'avoir un amant réel? on donne la préférence au dernier. En voici la raison. Un bel homme est ordinairement coquet & inconstant; son inconstance blesse & mortifie notre vanité; il croit que tout est dû à la beauté de sa figure; il fait le renchéri, & le petit tyran; sa façon de penser & d'agir devient odieuse; notre amour propre se révolte; & comme la femme aime à dominer, elle choisit pour amant réel un homme qui lui doive tout, qui devienne son esclave & non pas son maître.

Il est aisé de voir que l'amour propre, l'intérêt personnel, ou l'amour de soi est le vrai principe de toutes ces maladies de l'ame, contraires au bonheur de l'homme considéré en lui-même, ou relativement à la société; car le véritable intérêt de l'homme raisonnable, de l'homme de bien consiste à se faire estimer & chérir de ses semblables; & que l'amour de soi mal dirigé attire le mépris, & l'aversion des personnes de bon sens. L'idée de bien-être, ou l'intérêt attaché à des plaisirs ou à des objets contraires à notre bonheur, constitue ce qu'on appelle l'intérêt ou l'amour de soi mal entendu: il est la source des erreurs & des égaremens des hommes qui, faute d'expérience, de réflexion & de jugement, méconnoissent trop souvent leurs véritables intérêts, & les vrais moyens de les satisfaire; n'écoutent que des passions aveugles, filles de l'ignorance, du préjugé, & d'une imagination déréglée. Le véritable intérêt de l'homme est l'amour de la vertu & sa pratique; parce que sans elle il ne peut y avoir de vrai bonheur sur la terre.

L'amour de soi mal entendu n'est proprement qu'un *Égoïsme* insociable. Mais l'amour de soi bien dirigé, n'est dans le fait que le désir permanent de conserver sa propre existence & de la rendre heureuse. On peut dire d'après l'auteur de la Morale universelle (Sect. 1. ch. 6.) que condamner l'homme parce qu'il s'aime lui-même, c'est le blâmer d'être homme; prétendre que cette affection vient de sa nature corrompue, c'est dire qu'une nature plus parfaite lui eût fait négliger sa conservation & son propre bien-être; soutenir que ce principe des actions humaines est ignoble & bas, c'est dire qu'il est bas & ignoble d'être homme. C'est vouloir anéantir le plus essentiel commandement de la loi naturelle, qui est celle de Dieu: *aimer son prochain comme soi-même*, d'où dérive celle-ci; *ne point faire à autrui ce que nous ne voudrions pas qui nous fût fait.* Car il faut commencer par s'aimer soi-même, pour savoir quel est le degré, & quelle est la mesure de l'affection que nous devons avoir pour notre prochain.

On voit par là l'erreur de ces moralistes austeres, qui outrent leurs préceptes, & qui vous font un devoir de précepte de Dieu de renoncer à l'amour de ſoi-même, au point de travailler à détruire peu à peu ſon exiſtence, & de ſe haïr; car ſi la meſure de ſon amour pour le prochain eſt celle de l'amour de ſoi; ſi l'homme ſe hait lui-même; s'il travaille à ſa deſtruction, il doit conſéquemment haïr ſes ſemblables & faire tous ſes efforts pour les détruire. La vraie abnégation de ſoi-même conſiſte à modérer ſes paſſions, quand leur feu & leur activité ſont capables de nous jetter dans des écarts funeſtes à nous-mêmes & à la ſociété; c'eſt de les brider & de les contenir dans les bornes preſcrites, pour que de vicieuſes qu'elles ſeroient hors de ces bornes, elles deviennent des vertus. Si peu de bon ſens que l'on ait, on reconnoîtra que la vie eſt un dépôt que l'Auteur de notre être nous a confié; que c'eſt pour nous le devoir le plus eſſentiel de le conſerver par tous les moyens poſſibles, au lieu de le détruire; que c'eſt heurter de front les intentions du Créateur que de ne pas s'aimer ſoi-même, puiſque l'homme ne ſubſiſteroit pas longtems s'il perdoit de vue cet amour. Tant qu'il jouit d'organes ſains & bien conſtitués, il ne peut ſe haïr: il n'y a qu'une altération dans la ſanté du corps & dans celle de l'ame, qui puiſſe engager un homme à attenter ſur ſa propre vie, ſoit d'un ſeul coup, ſoit en détail.

Un être inconſidéré, qui ne ſe conduit pas à l'aide de la lumiere du flambeau de la raiſon, qui ſuit les impulſions aveugles de ſes paſſions, n'eſt ni un être intelligent, ni un être ſociable, & doué de bon ſens.. Un être intelligent ſait que les paſſions ſont des ſuites naturelles de l'organiſation des hommes, & des idées qu'ils ſe font ou qu'on leur donne du bonheur; il ſait auſſi qu'il doit s'en former de juſtes, & prendre les meſures qui conviennent, pour l'y conduire. L'être raiſonnable diſtingue le vrai du faux, l'utile du nuiſible, & met un frein à ſes déſirs. Pouvons-nous mettre de ce nombre quelques Moraliſtes, qui, faute de connoître l'homme, ce qu'il doit faire & ce qu'il peut, lui preſcrivent un divorce total avec tous les plaiſirs, & lui ordonnent même de les haïr & de les fuir? Des maximes ſi dures, ſi contraires à la raiſon, feroient de l'homme un miſantrope, ennemi de lui-même & de tous ſes ſemblables; tandis que le plus eſſentiel des préceptes eſt de s'aimer, d'aimer ſon prochain, de travailler à ſon bonheur, & non d'être en guerre avec lui.

C'eſt contre les appétits, contre les plaiſirs dont les conſéquences peuvent devenir nuiſibles à nous-mêmes & à la ſociété, que nous devons nous tenir en garde; c'eſt contre des paſſions injuſtes & criminelles, que nous ſommes obligés de combattre ſans relâche. Mais il eſt des appétits, des plaiſirs, des paſſions qui ne ſont pas de cette eſpece, & avec leſquels la vertu eſt toujours & doit toujours être en paix pour le bien-être de l'homme & ſa félicité.

Ne blâmons donc point si fort l'amour que tout homme a pour lui-même; ce sentiment est si naturel à l'homme, qu'il se mêle dans toutes ses actions, même sans qu'il s'en apperçoive; il est d'ailleurs nécessaire à sa conservation propre, à son utilité, à celle de ses semblables. Un homme qui cesseroit de s'aimer, seroit un malade, un fou qui ne s'intéresseroit ni à sa propre félicité, ni à celle des autres: ce seroit véritablement une maladie de l'ame, qui rendroit l'homme ennemi de lui-même & de la société, qui iroit contre l'intention de son Auteur. Car on ne doit pas s'y tromper, le solitaire & l'anachorete n'agissent dans leur haine pour le monde & ses plaisirs, que par un plus vif intérêt, que par un amour pour eux-mêmes plus rafiné. Cette haine n'est fondée que sur l'espoir que la privation des plaisirs passagers leur procurera une félicité plus durable; c'est donc eux-mêmes qu'ils aiment en se rendant malheureux pour un tems.

Mais celui chez qui l'amour de soi étouffe toute affection pour les autres, est un être insociable, un insensé, qui ne voit pas que son bonheur dépend de ceux avec lesquels il est en société. Toutes nos passions aveugles, nos vices, nos intérêts mal entendus, nos défauts nous séquestrent de la société; parce qu'ils indisposent nos associés contre nous, qu'ils en font nos ennemis. Tous les méchans vivent comme isolés; puisqu'on les déteste, & qu'on les sépare des autres. Tout cela prouve bien qu'on ne peut faire ſon bonheur qu'en travaillant à faire la félicité des autres.

De l'Inſenſibilité.

Le ſyſteme de Morale du Stoïciſme n'a pu, à mon avis, être imaginé que par une tête malade, une ame ſans énergie & ſans activité, qui, ſous prétexte de perfection, d'un homme de chair & raiſonnable, vouloit faire une ſtatue de pierre, mouvante, mais inſenſible à tout. Le vrai philoſophe Stoïcien n'étant ſuſceptible ni d'amour ni de haine, ni d'eſpérance ni de crainte, ni de plaiſir ni de douleur, ſeroit une maſſe que l'on ne pourroit émouvoir; je ne ſais même s'il penſeroit; & la penſée étant l'eſſence de l'ame, puiſque la penſée lui donne la vie, l'ame ſeroit un ſimple miroir qui formeroit la perception, mais ſans activité. Que penſeroit-on d'une ſociété d'êtres vivans également inſenſibles aux punitions & aux récompenſes, aux richeſſes & à l'indigence, à la gloire & à l'ignominie, à la louange & au blâme; qu'on ne pourroit par conſéquent modifier, façonner, parce qu'ils n'auroient aucun reſſort capable de les mettre en mouvement. Pour moi je dirois que, puiſqu'ils ſeroient inſenſibles à la douleur & au plaiſir, ce ne ſeroit pas des hommes, mais de vrais automates. L'homme raiſonnable, & qui eſt véritablement homme, n'eſt pas celui qui ſeroit inſenſible à tout, qui n'auroit point de paſſions; c'eſt celui qui n'écoute ſes paſſions que pour ſe faire son bonheur constant, qu'il ne peut séparer de celui des êtres pensans, faits pour contribuer avec lui à sa propre félicité.

De l'Irrésolution.

Cette maladie de l'ame est une suite de son ignorance, & de l'incertitude de ses connoissances. Elle tient un peu de l'insensibilité; car l'ame n'est irrésolue que parce qu'elle n'est pas assez vivement affectée de l'impression que fait sur elle un objet. Si elle en connoissoit mieux les qualités, si son impression étoit plus vive, l'ame reconnoîtroit bientôt ce qu'il a d'avantageux ou de nuisible pour nous, & se détermineroit, sans hésiter, à en poursuivre la jouissance, ou à le fuir. Car notre volonté n'est flottante, vague, indéterminée qu'autant que nous ne sommes pas assurés du bien, ou du mal qui peut résulter de l'objet que nous désirons; parce que l'homme cherche incessamment le bonheur, & ne doit vouloir que ce qui peut l'y conduire surement. Il est donc de son intérêt de suspendre ses actions jusqu'à ce que l'expérience & l'examen lui aient fait connoître clairement ce qu'il est utile pour lui de vouloir & de faire. Dans certains cas l'irrésolution est un effet de la prudence.

Un homme stupide, ou qui participe plus ou moins de la stupidité, a les sens engourdis, ne sent que foiblement, lie difficilement ses idées, saisit avec peine les rapports, & n'a pas une mémoire exacte & fidele. Avec de telles dispositions, ſi peu qu'il ait de raiſonnement, il ne peut être que fort irréſolu; ou il ne jugera que très-mal des choſes. Ce défaut de jugement, qui eſt auſſi une maladie de l'ame, ſe trouve dans les perſonnes d'un tempérament ardent, qui ont l'imagination vive, exaltée, des paſſions impétueuſes & des déſirs inconſidérés. Il y a toujours du déſordre dans leur mémoire, leurs idées ſe confondent, ils jugent avec trop de précipitation. C'eſt ce qui arrive à quelques hommes d'eſprit, qui ſouvent ſont trop ſenſibles, & d'une imagination fougueuſe. Delà les erreurs & les fréquens écarts de l'eſprit, dont l'efferveſcence nuit à la réflexion & au génie. On voit par-là que les cauſes contraires produiſent quelquefois les mêmes effets; puiſque le défaut de ſenſibilité, l'apathie, la ſtupidité, ainſi que la trop grande ſenſibilité, le tumulte des paſſions, la vivacité de l'eſprit & une imagination trop ardente nuiſent au jugement. Il faut un tempérament modéré, des organes ſains, & de la réflexion, pour n'être pas irréſolu, & pour ſe déterminer dans le choix des moyens les plus aſſurés pour parvenir au but que l'on ſe propoſe. Heureux ceux à qui la Nature & l'expérience ont donné les diſpoſitions propres à juger ſainement des choſes!

Du Préjugé.

L'erreur eſt le fruit de l'ignorance & du mauvais jugement que nous portons ſur la nature des choſes. De cette erreur naiſſent les préjugés, ces tyrans des nations, qui les éloignent ſans ceſſe du bien-être réel; vers lequel elles croient s'acheminer. La plûpart des opinions des peuples, leurs inſtitutions, leurs uſages, & même leurs loix ſont dûs aux préjugés, qui ſe transmettent des peres aux enfans. Faute de voir & de connoître les choſes dans leur vrai point de vue, ils ſont guidés par des préjugés deſtructeurs, livrés à des uſages barbares, à des opinions fauſſes, dont l'effet eſt de les empêcher de connoître leur vrai intérêt, & les objets qu'ils doivent eſtimer ou mépriſer, la vraie gloire, le véritable honneur, & les devoirs les plus évidens & les plus eſſentiels pour le bien de l'humanité.

De la Dureté de cœur.

Le beſoin eſt le principe des liens qui uniſſent les hommes. C'eſt en raiſon du beſoin qu'ils ont les uns des autres, qu'ils s'aiment, s'attachent réciproquement & ſe rendent de mutuels ſervices. Celui qui penſe pouvoir ſe paſſer des autres, ſe croit communément diſpenſé de leur montrer des ſentimens d'humanité & de commiſération. Les Princes & les Grands ſont en conſéquence, ſujets à ſe perſuader qu'ils ſont des êtres d'une eſpece différente des autres; il eſt rare qu'ils ſe montrent véritablement humains & compatiſſans. Il faut avoir éprouvé la douleur, l'infortune, le malheur, ou les craindre, pour prendre part aux peines des miſérables. Tout prouve à qui a du bon ſens, que

que le pouvoir ſuprême, le rang, la naiſſance, les dignités, les richeſſes, bien loin d'être des titres pour mépriſer ceux qui n'ont pas ces avantages, impoſent à ceux qui les ont, le devoir d'être humains, de ſecourir, de protéger les autres hommes. Le mépris pour la miſere eſt un outrage pour l'eſpece humaine. La dureté de cœur doit faire perdre à celui qui eſt atteint de cette maladie odieuſe les droits que ſes titres & ſes richeſſes lui donneroient à la vénération, au reſpect & à l'affection de ſes concitoyens. L'habitude du bien-être, la jouiſſance des commodités de la vie & des plaiſirs, l'inexpérience du mal endurciſſent ſur les maux d'autrui, & empêchent même de s'en faire une idée.

C'eſt d'ailleurs dans l'organiſation de l'homme, dans ſa ſenſibilité, dans une mémoire fidele, dans une imagination active qu'il faut chercher la vraie cauſe de la compaſſion. Celui qui a des organes ſenſibles, ſent vivement la douleur, s'en rappelle l'idée; ſon imagination la lui peint avec force, à la vue de l'homme qui ſouffre; dès lors il eſt troublé lui-même, il frémit, ſon cœur ſe ſerre, il éprouve une vraie douleur, & craint d'en reſſentir de pareilles ou de plus fortes: il ſe détermine à donner un ſecours dont il penſe qu'il pourroit avoir beſoin lui-même. Du ſoulagement donné il réſulte un plaiſir très-doux, qui s'augmente par la réflexion d'avoir acquis par-là des droits ſur l'affection de celui que l'on a ſoulagé, & d'avoir prouvé que l'on a un cœur tendre.

Le monde est rempli d'une foule d'êtres insensibles, dont les cœurs ne sont que peu ou point remués par les infortunes de leurs semblables. Des Princes contemplent d'un œil sec les malheurs de leurs sujets, auxquels un mot de leur part pourroit souvent remédier. Des peres de famille voient de sang froid les larmes de leur épouse, de leurs enfans, de leurs serviteurs, dont leur mauvaise humeur ou leurs folies causent les infortunes. Bien plus, combien voit-on de monstres qui par la foiblesse ou le malheur des autres, se croient autorisés à les offenser, à prendre un barbare plaisir à les outrager, à les tourner en ridicule? qui loin de s'attendrir sur leur sort, aggravent leurs peines par des airs hautains, des railleries piquantes & des mépris insultans? Rien de plus lâche que l'insulte, & rien de plus révoltant pour le cœur de l'homme, que d'essuyer les insultes & le mépris.

La sensibilité est un don de la nature, qui dégénere quelquefois en foiblesse. Mais si elle devient un défaut dans ce cas-là, ce n'est pas un défaut dangereux; il ne peut guere en résulter un effet nuisible à d'autres qu'à la personne sensible. On ne sauroit même trop l'inculquer dans le cœur des hommes. L'éducation devroit sans cesse exercer la sensibilité naturelle des Princes, des Grands & de ceux qui sont destinés à conduire les autres, ou à l'opulence. On devroit de bonne heure étouffer cet orgueil, qui leur fait croire qu'ils n'ont beſoin de perſonne; qu'ils ſont des êtres d'un ordre plus relevé que le peuple indigent: on devroit leur répéter qu'ils ſont des hommes foibles, ſujets comme les autres à mille accidens, & que mille circonſtances inopinées peuvent à chaque inſtant, plonger dans l'infortune: on devroit attendrir leurs ames endurcies, par le ſpectacle ſi touchant, & ſouvent ſi déchirant, de la miſere: on devroit échauffer leur imagination en leur peignant, avec les traits les plus forts, la ſituation déplorable, à laquelle, pour contenter le luxe & la vanité de quelques favoris du ſort, les autres ſont condamnés pour la vie, à manger un pain arroſé & paîtri de ſueur & de larmes. Élevé dans ces idées, quel eſt le Monarque, le Grand ou le Riche, qui ne ſe reprocheroit pas de jouir d'un inutile ſuperflu, tandis que le plus grand nombre des hommes, faits comme eux, ayant reçu de la nature le même droit qu'eux aux biens & aux commodités de la vie, périſſent de miſere, & maudiſſent leur exiſtence.

Vous qui avez reçu de la Nature un cœur ſenſible, une ame compatiſſante & un bon ſens, qui vous fait juger qu'étant homme, ſujet à mille infirmités, vous devez ſecourir les autres, parce que votre véritable bonheur dépend d'eux, vous n'avez pas beſoin de ces leçons, faites pour ces cœurs durs, ces ames impitoyables, qui trouvent ou plutôt qui ſe forgent des prétextes pour ſe diſpenſer de montrer efficacement de la pitié à ceux-mêmes qui devroient en exciter la plus forte.

N'eſt-ce pas dans leurs cœurs barbares, & non dans les lumieres de la raiſon, qu'ils trouvent, ſous couleur de ſaint zele, un prétexte pour haïr, pour perſécuter, pour exterminer quelquefois ceux qu'ils croient dans l'erreur, lors même qu'ils ſont perſuadés que leurs égaremens peuvent les conduire à des malheurs infinis. Ne devroit-on pas plutôt employer le doux & charitable zele, ſi fort recommandé par la Religion, à les ramener par la douceur; uſer de commiſération envers eux, & les plaindre lorſqu'on ne peut réuſſir à les perſuader. Les égaremens des hommes viennent de leurs tempéramens, de leur ignorance, de leur éducation, de leurs paſſions indomtées, de leur étourderie, tous motifs aux yeux d'un homme de bien, de les regarder comme bien plus dignes de pitié que de haine, vu qu'ils travaillent inceſſamment à ſe rendre malheureux.

L'ingratitude eſſuyée de la part de ceux à qui l'on a fait du bien, éteint ſouvent la bienfaiſance, & rend durs & inſenſibles ceux qui auroient envie de ſoulager les miſérables; mais ne ſait-on pas qu'en dépit des ingrats, un homme bienfaiſant eſt toujours aimé & eſtimé dans la ſociété? Le jugement équitable des cœurs ſenſibles & des hommes de bon ſens le venge bien amplement de l'injuſtice des autres.

De l'Ingratitude.

L'ingratitude eſt un vice, qui déshonore l'humanité, un vice déteſtable, qui fait oublier les bienfaits & quelquefois haïr le bienfaiteur. Méconnoître les bienfaits qu'on a reçus annonce une insensibilité, une injustice odieuse, une lâcheté intolérable; haïr celui qui nous a fait du bien indique plus que de la férocité. Il n'est donc point d'homme qui ne soit personnellement intéressé à partager l'inimitié que l'on doit aux ingrats.

L'envie, cette passion fatale qui s'irrite même des bienfaits qu'elle reçoit, & qui rend dur, injuste & cruel envers ceux que l'on devroit chérir & considérer, devient souvent la cause de la plus noire ingratitude. Mais cette cause n'est pas la seule; la plûpart des gens ne savent ou ne veulent pas faire le bien comme il doit être fait, pour acquérir un droit à la reconnoissance. On rend quelquefois onéreux ses bienfaits; la bienfaisance exige que l'on ménage la délicatesse de ceux qui en sont l'objet. La hauteur qui accompagne les bienfaits révolte celui qui les reçoit; & ne fait que des ingrats. Les bienfaits qui ne partent pas d'une ame sensible & vertueuse, mais dont l'objet est de faire sentir sa supériorité, d'asservir, pour ainsi dire, déplaisent à tout homme sensé, qui veut conserver sa liberté; mais s'il devient vraiment ingrat, ces motifs ne peuvent l'excuser. Faire du bien à des sycophantes, à de vils complaisans, à des jouets de ses fantaisies, à des personnes orgueilleuses, à des ames basses & vénales, à des flatteurs, à des insensés, à des méchans, c'est une injustice, une foiblesse, une folie, bien loin d'être une vertu; c'est être dupe, & l'on ne doit alors s'attendre qu'à faire des ingrats. Quiconque, sous divers prétextes, tarde de faire un bien qu'il peut faire, dans le moment, avec connoissance de cause, ou qui ne se rend qu'à l'importunité, ou qui met un trop haut prix à ses bienfaits, s'en paye par ses propres mains, & n'en doit pas espérer de reconnoissance. Les orgueilleux, les fastueux, les hommes impérieux & les prodigues ne font jamais de bien aux autres hommes, de la maniere dont on doit le faire. Quelle est donc la regle de la bienfaisance? c'est de ne pas l'exercer sans choix & imprudemment; c'est de suivre l'équité, qui nous dit de faire du bien à nos semblables, mais de la maniere que nous voudrions qu'ils nous en fissent. Comme les bienfaits donnent une véritable supériorité sur celui qui reçoit, il est dangereux d'obliger des Grands orgueilleux & les Tyrans; heureux si à l'ingratitude ils ne joignent pas les excès auxquels poussent l'envie, la jalousie & la cruauté. L'orgueil leur fait regarder les bienfaits, qu'on leur accorde, comme une dette que l'on acquitte.

Faut-il donc cesser d'être bienfaisant, dans la crainte de faire des ingrats? Non. Faut-il même obliger des ingrats? Oui, mais avec choix; car il faut faire du bien aux hommes en dépit d'eux; & au défaut de la reconnoissance & des applaudissemens de ceux que l'on a obligés, savoir se contenter de la douce satisfaction qu'éprouve un cœur bienfaisant, & des applaudissemens de sa propre vertu.

De l'Égoïsme.

L'Egoïsme est une maladie impertinente de l'ame qui consiste à s'estimer plus qu'on ne vaut, ou à se prévaloir de sa science, de ses talens, ou de sa propre vertu. C'est le fils aîné de l'orgueil. Le jugement trop favorable, que nous portons de nous-mêmes, offense nos semblables, juges naturels de notre mérite. La société se trouve fatiguée par ces hommes vains & superbes qui semblent trouver leur plaisir, & leur bonheur, à faire essuyer aux autres leurs mépris insultans; qui, sans cesse occupés de leur mérite réel ou prétendu, ont le ridicule de fermer les yeux sur celui des autres, pour ne considérer que celui qu'ils croient avoir.

Nous avons tous des défauts; & qui descendroit un peu dans le fond de soi-même, y verroit bientôt des imperfections capables de reprimer son orgueil & sa vanité. Tout homme a son petit amour propre, & qui n'en auroit point seroit un imbécille. Est-il donc étonnant que l'on déplaise dans la société, & qu'elle s'offense, quand on y veut dominer & montrer sa supériorité? La modestie seule désarme l'envie & la jalousie qu'excitent la science & les talens. Elle seule ramene les hommes à l'équité, & leur fait oublier la disproportion que les vertus, les talens, ou le génie mettent entr'eux & les individus les plus distingués de leur eſpece. Un Prince, qui ſemble deſcendre de ſon rang, pour ſe mettre au niveau des autres hommes, leur fait oublier ſa grandeur, ſa ſupériorité, leur médiocrité & leur baſſeſſe; il gagne leur cœur & leur affection. Un Grand qui affiche ſes titres, qui fait toujours marcher ſon rang devant lui, qui ne parle que de lui-même, ou qui n'ouvre la bouche que pour faire ſentir le mépris qu'il fait de ceux qui ſont au deſſous de lui, ou à ſon niveau, eſt mis par eux dans la claſſe des fats mépriſables, & ſe fait haïr. Tout homme vraiment grand par quelque endroit que ce ſoit, doit ménager la foibleſſe & l'amour propre des hommes, s'il veut mériter leur affection & leur eſtime. S'il ſe comporte d'une maniere oppoſée, il encourra certainement leur averſion, ſouvent leur mépris, & toujours l'envie & la jalouſie, que font éclore les talens, dont l'éclat ſeul offuſque les yeux foibles, & les eſprits médiocres. C'eſt n'être pas aſſuré de ſon propre mérite, qu'être ſans ceſſe occupé d'en avertir les autres. La vertu réelle ſe montre par elle-même; elle brille par ſon propre éclat, ainſi que les talens; ils auroient honte d'emprunter, pour ſe faire connoître, la trompette de l'orgueil & de la hauteur.

Ce n'eſt pas que l'homme vertueux, l'homme à talens doive s'avilir à ſes propres yeux, & à ceux de ſes ſemblables; ce ſeroit donner dans l'excès oppoſé, & tout excès eſt un vice. On doit même déſirer l'eſtime, la bonne opinion & l'amour des hommes; mais il faut chercher à se les concilier par les voies & les moyens convenables. On peut s'estimer soi-même; qui plus est, on le doit, pour s'animer aux actions vertueuses, qui nous méritent l'estime & l'amour de Dieu & des hommes. Quand on n'a pas bonne opinion de soi, quand on se méprise soi-même, on perd toute émulation, on se livre à l'avilissement, & l'on devient capable de toutes les bassesses les plus honteuses & les plus infames.

De l'Honneur mal entendu.

L'erreur des opinions & des faux jugemens est de tous les pays; mais le préjugé en a établi chez quelques nations, à l'exclusion des autres. Faute de savoir, par exemple, en quoi consiste le véritable honneur, on s'en est fait chez quelques nations, une idée fausse, qui a eu & aura les suites les plus funestes, tant qu'on laissera subsister ce préjugé.

Honneur est un terme susceptible de beaucoup d'acceptions, ainsi que tous les mots, qui expriment des idées métaphysiques. Je n'entrerai pas dans ce détail, & je dirai seulement qu'il n'y a point de véritable honneur sans vertu, ni de vertu sans honneur; mais il se trouve souvent ce qu'on appelle mal à propos *honneur*, sans que la vertu l'accompagne. C'est une chimere de croire que l'*honneur* pris à la rigueur du terme, c'est à dire le droit que nous avons acquis par notre conduite &

ſur l'eſtime des autres, & ſur notre propre eſtime, ſoit le principe des ſeules Monarchies; car c'eſt préciſément dans les Cours qu'il y a toujours moins de ce que l'on doit proprement appeller honneur. On peut en voir la deſcription dans la premiere ſcene du cinquieme acte du Berger fidele de Guarini, & dans beaucoup d'autres ouvrages; les quatre vers ſuivans ſont le précis de tout ce qu'on a dit à ce ſujet:

Ramper avec baſſeſſe en affectant l'audace,
S'engraiſſer de rapine en atteſtant les loix,
Étouffer en ſecret ſon ami qu'on embraſſe,
Voila l'honneur qui regne à la ſuite des Rois.

Nous ne ſaurions dire rien de mieux ſur l'honneur, que ce qu'en a dit l'Auteur de la Morale univerſelle (Sect. 2. ch. 10.) Voici ſes propres termes.

„L'homme n'a droit de prétendre à l'eſtime de „la ſociété que lorſqu'il en eſt un membre utile. „Il n'a le droit de s'eſtimer ou de s'applaudir lui-„même, que lorſqu'il eſt aſſuré d'avoir mérité „l'eſtime de ſes ſemblables. Ainſi l'homme d'hon-„neur (qui jamais ne peut être diſtingué de l'hon-„nête homme) ne peut être déshonoré que, lorſ-„que changeant de conduite, il ſe prive du droit „à l'eſtime des autres, & à ſa propre eſtime; ſans „cela il peut bien être noirci par la calomnie & dé-„chiré par l'envie; des circonſtances malheureuſes „pourront pour un tems, ternir ſa réputation; „mais il ne perdra jamais le droit de s'eſtimer lui-

„même, que nul pouvoir ſur la terre ne pourra lui „ravir.

„Ce que le préjugé décore du nom d'*honneur*, „n'eſt le plus ſouvent qu'un orgueil inquiet, qu'une „vanité chatouilleuſe, une préſomption de ſes droits „incertains ſur l'eſtime publique. Des gens d'hon„neur de cette eſpece ſont toujours *ſur le qui vive*; „ils craignent qu'un mot, qu'un geſte ne leur ra„viſſent un honneur chimérique; & afin de mon„trer leur droit à l'eſtime publique, vous les ver„rez ſouvent commettre des crimes & des meur„tres, pour mettre leur (ſoit-diſant) honneur à „couvert. C'eſt ſur de pareilles notions que ſe „fonde l'uſage barbare des combats ſinguliers qui, „bien loin de déshonorer aux yeux des nations qui „ſe diſent raiſonnables & civiliſées, font eſtimer „comme gens d'honneur ceux qui commettent de „pareils attentats. Le véritable honneur (quoi „qu'en puiſſe dire le préjugé) ne ſe détruit point „par un affront, & ne ſe rétablit point par un aſſaſſi„nat. Un homme ne peut être bleſſé dans ſon „honneur que par lui-même. Le courage eſt une „foibleſſe, quand il ne peut rien ſupporter. L'hon„neur réel ne peut conſiſter que dans la vertu; & „la vertu ne peut être ni cruelle ni ſanguinaire; „elle eſt paiſible, elle eſt douce, elle eſt juſte, patien„te & modeſte; elle n'eſt point arrogante & ſuper„be; parçe qu'elle ſe rendroit odieuſe & mépriſable.„

„Les Philoſophes appelloient *honteux* ce que „nous nommons mauvais & nuiſible à la ſociété,

„D'après ce principe, qui est vrai, une vengeance „féroce, un homicide, bien loin d'être des ac- „tions honorables, devroient couvrir d'infamie & „de honte celui qui s'en rend coupable.„

Combien de prétendus grands hommes sont dégradés aux yeux de ceux qui se sont fait des idées vraies de la gloire & du véritable honneur! La gloire n'est faite que pour ceux qui font de très-grands biens aux hommes: elle n'est aucunement destinée à ceux qui les détruisent. Mais les grands crimes en imposent tellement à l'imagination du vulgaire, qu'il honore très-souvent des forfaits détestables; il met au rang des Dieux, des monstres qui ne méritent pas d'être regardés comme des hommes, mais comme des bêtes féroces. A la honte de la raison, la basse flaterie a introduit dans le temple la gloire & de l'immortalité les noms de ces fléaux du genre humain, dont les exploits n'ont reçu leur brillant & leur éclat que de ceux du feu & du fer, avec lesquels ils ont porté partout les horreurs du carnage & de la désolation. Leurs noms y sont inscrits avec le sang des hommes, & ne sont parvenus jusqu'à nous qu'avec les cris, les plaintes & les larmes des malheureux qu'ils ont sacrifiés à leur cruelle ambition. Le préjugé enivre tellement les peuples, qu'ils admirent ceux mêmes dont ils éprouvent les fureurs. L'admiration que l'on montre pour des Héros de cette trempe, annonce de la noirceur, de la bassesse ou de la stupidité, puisque la raison ne voit en eux que des furieux ſans honneur & ſans gloire, & leur refuſera toujours les titres que donnent la bienfaiſance & la vertu. Comment un conquérant peut-il concevoir & s'imaginer que ſes ſanguinaires exploits le conduiront à la gloire, quand il ſe met en devoir de voler des Provinces & des Royaumes, & que, pour parvenir à un but ſi exécrable, il ruine ſes propres États, il immole ſes propres ſujets, pour avoir le barbare avantage d'exterminer ceux des autres!

De la Poltronnerie, de la Lâcheté & de la Baſſeſſe.

Tous ces défauts ſont des maladies de l'ame, mais qui ſouvent dépendent de l'état actuel du corps. Quand le corps eſt malade, dit Salomon, l'ame s'appeſantit & s'affaiſſe. Dans ce dernier cas on n'eſt pas le maître de penſer & d'agir comme l'on voudroit, & comme on le fait quand on ſe porte bien. On a vu des perſonnes très-braves, ayant donné des preuves non douteuſes de leur courage, & de l'intrépidité la plus décidée, manquer de cœur, comme l'on dit, dans des occaſions beaucoup moins critiques. Un Officier, ſur le point de livrer bataille à l'ennemi, s'enfuit au vu & ſçu de pluſieurs autres. On fit part de ſa fuite au Général, qui heureuſement le connoiſſoit bien, & qui ſentit que cette fuite ne pouvoit pas être l'effet d'une poltronnerie ou d'une lâcheté réelle & permanente. Il dit aux délateurs: *vous vous trom-*

pez; Monsieur * * *a été exécuter un ordre de ma part.* L'Oficier revenu à lui-même retourne au camp, se jette aux pieds du Général, & lui avoue sa faute, mais qu'il ne comprenoit pas comment il avoit été si peu conforme à lui-même. Il avoit en effet la veille & le jour un malaise de santé, une altération, un affaissement de corps & d'esprit qu'il avoit déclarés au Général quelques heures avant sa fuite. Le Général s'en ressouvint, sans doute, quand il dit aux Officiers le mensonge officieux, qui sauva l'honneur du fuyard, & qui engagea celui-ci à faire des prodiges de valeur dans la suite.

Cet exemple prouve combien on doit être circonspect & réservé dans les jugemens que l'on porte des hommes; qu'il ne faut pas les condamner sur une simple action, mais sur leur constance ou leur habitude dans le vice & dans le mal. Il prouve encore que la poltronnerie peut n'être qu'accidentelle & passagere, & qu'elle n'est proprement maladie de l'ame que quand elle est dans le caractere. Dans ce cas-là même c'est une maladie de tempérament, habituelle & commune au corps & à l'ame. Elle est dans celle-ci une suite de la foible constitution de celui-là: car on ne voit guere par accident, un homme fort & robuste de corps avoir la poltronnerie dans l'ame.

Obéir à la force c'est prudence; mais se mettre & persévérer dans une servitude volontaire c'est lâcheté. Il est vrai que la servitude rend lâche; elle avilit l'ame, énerve le courage, ôte cette bravoure qui fait affronter & mépriſer le danger, & qui rend enfin capable des grandes choſes. On en a la preuve dans ces Courtiſans vils adulateurs, à qui l'ambition fait faire tant de baſſeſſes & ſi peu de belles actions. On les voit ces cœurs lâches applaudir à tout ce que dit un Prince, & louer tout ce qu'il fait, pour mendier ſa faveur; ils ne ſont occupés que des moyens de lui plaire; ſe tourmentent ſans ceſſe l'imagination & l'eſprit pour ſatisfaire ſes goûts, épier ſes paroles, ſes ſignes, étudier ſa penſée juſque dans ſes yeux, pour s'y conformer. Eſt-il au monde rien de plus inſupportable, rien de plus contraire au bon ſens & au bonheur, rien qui marque mieux la maladie de leurs ames, dont les effets ſont ſi funeſtes à la ſociété & à eux-mêmes!

La lâcheté mene à l'envie, à la médiſance, à la calomnie. On craint ſon ennemi; on n'oſe meſurer ſes forces avec les ſiennes, que l'on croit ſupérieures, & l'on cherche à le détruire par tous les vils moyens que la lâcheté inſpire. C'eſt un ſpectacle bien humiliant pour l'homme, de voir un cœur lâche aux priſes avec l'adverſité & l'infortune!

De l'Impatience.

La grandeur d'ame n'eſt jamais impatiente; la patience lui eſt due ainſi qu'à la force, en dépit du proverbe, qui dit que la patience eſt la vertu des ânes. Il n'y a donc que certains braves prétendus, qui puiſſent la regarder comme une preuve de petiteſſe & de lâcheté. Je voudrois voir ces prétendus braves lutter corps à corps avec les attaques de la fortune, avec les disgraces, les malheurs de la vie. Rien de plus néceſſaire dans les viciſſitudes continuelles auxquelles les choſes humaines ſont ſujettes, que d'en attendre la fin avec patience & fermeté. Se livrer à des mouvemens d'impatience, s'irriter de tout ce qui nous contrarie, prendre feu ſur une parole mal dite ou mal interprêtée, ſur une injure même, c'eſt une foibleſſe; ce n'eſt pas ſoulager ſa peine, c'eſt la redoubler, c'eſt envenimer une plaie que la réflexion ou le tems pourroit guérir. L'homme impatient eſt un malade qu'une feuille de roſe pliée dans ſon lit bleſſeroit; il eſt inceſſamment expoſé à des troubles, & à des accès de mauvaiſe humeur, nuiſible à la ſociété & à lui-même, puiſque c'eſt un homme aſſez foible & aſſez dépourvu de bon ſens, pour faire dépendre ſon bien-être de la fantaiſie de quiconque veut le tourmenter. Une ſotte vanité perſuade à quelques eſprits médiocres qu'il y va de leur gloire de ne rien endurer. Ils ignorent ſans doute, que l'homme doux & patient, qui a la force de mépriſer ou plutôt de pardonner une injure, intéreſſe tout le monde, & qu'on l'eſtime, au lieu qu'on déteſte celui qui ſe laiſſe emporter à l'impatience, & à la colere, qui en eſt une ſuite.

Du

Du Mensonge.

S'il est vrai, suivant Socrate, que la vertu & la vérité sont la même chose, le vice & le mensonge ne sont qu'un. A la vérité appartiennent *la droiture, la bonne foi, la franchise, la candeur, la naïveté & la fidélité:* au mensonge *la ruse, le déguisement, la dissimulation, la tromperie, la fraude, l'imposture, la calomnie, la fausseté, la fourberie, l'hypocrisie,* enfin tous les vices. On désire, on estime dans la société tout ce qui émane de la vérité, on abhorre toute la génération du mensonge.

Pour vivre heureux dans la société, pour y avoir un commerce agréable & satisfaisant, il faut connoître les hommes; & comment les connoître sous le voile du mensonge, sous le masque du déguisement? Il n'y a que la physionomie, qui, quelque masquée qu'elle soit, nous aide toujours à connoître le vrai & le faux des personnes auxquelles nous avons à faire. La Science physionomique est trop négligée. Elle a été nécessaire dans tous les tems, parce que dans tous les tems le mensonge a régné; mais elle est encore plus nécessaire aujourd'hui, que l'on s'est fait, à la Cour surtout, un principe d'éducation de déguiser son air, son maintien naturel & sa pensée. Nous craignons tout homme sombre & caché, parce que nous ignorons les moyens de traiter avec lui: nous aimons un caractere ouvert; comment se fait-il donc que la véracité & la bonne foi ſoient ſi rares? C'eſt que dès la plus tendre enfance, on s'accoûtume au menſonge, à la diſſimulation, à la fauſſeté. Les mauvaiſes diſpoſitions du cœur croiſſent avec les années; le vice germe, pullule & porte enſuite des fruits dignes de lui: ce qui détermine les hommes à ne ſe montrer que maſqués. Il n'y a que l'homme de bien, qui ait, comme on dit, le cœur ſur les levres, qui marche tête levée, mais avec ſimplicité, avec franchiſe, avec confiance dans ſa bonne foi & ſa droiture.

Il faut bien que le menſonge ſoit un grand vice; puiſque accuſer un homme de menſonge eſt réputé une injure, & une injure ſi atroce, que l' on ſe croit diffamé par ce reproche au point de ſe croire obligé de venger cette injure à outrance, même juſqu'à la laver, s'il eſt poſſible, dans le ſang de l'honnête homme, qui a pris le parti de la vérité.

Le premier pas vers la corruption des mœurs eſt de ſubſtituer le menſonge à la vérité, la fourberie à la candeur & à la franchiſe. On s'y façonne, on s'y forme comme à un exercice d'honneur parmi les Grands, qui ont cependant le moins beſoin de cette maudite & aviliſſante reſſource. C'eſt l'étude eſſentielle des Courtiſans. On ſe trouve comme forcé d'avoir recours à la ruſe & à la ſupercherie, pour n'être pas la dupe des menteurs.

En réfléchiſſant ſur la coûtume que nous obſervons ſi religieuſement de nous croire plus grievement offensés du reproche de mensonge, qui nous est si ordinaire, & que ce soit la plus atroce injure que l'on puisse nous faire de parole, je crois en avoir découvert la vraie raison. C'est qu'il est naturel de se défendre le plus d'être entiché du vice que l'on déteste par dessus tous les autres. Il semble qu'en prenant feu sur ce reproche, nous croyions nous en laver & secouer l'infamie qui est attachée au mensonge, dont on avoit voulu nous couvrir. Ne seroit-ce pas aussi que ce reproche semble traîner à sa suite celui de lâcheté & de bassesse? Il faut en effet être un lâche pour chercher à tromper par la fourberie & le mensonge. Le vilain vice que le mensonge! Par la parole nous nous communiquons nos pensées. Qui la fait servir au mensonge, trahit la société; hé! qu'y a-t-il de plus détestable!

On dit ordinairement qu'un menteur doit avoir bonne mémoire: *oportet mendacem esse memorem.* Sans ce secours, un menteur se fait bientôt connoître pour tel. Il ne faut que lui faire raconter le même fait deux ou trois fois; il y changera toujours quelque circonstance, & il le dira différemment à deux personnes. Une fois bien reconnu pour menteur on ne l'en croit plus, même quand il dit vrai. On diroit que la vérité a tout l'air du mensonge quand elle a passé par sa bouche. Si comme la vérité le mensonge n'avoit qu'un visage, nous les reconnoîtrions à leurs physionomies; mais le contraire de la vérité a autant de figures qu'on lui met de masques différens.

Si nous étions bien convaincus de la laideur du mensonge, & de ses funestes effets, nous le poursuivrions sans relâche. On châtie les enfans, pour de petites fautes, qui sont sans conséquence; on les tourmente pour des espiégleries, des enfantillages: on devroit faire bien plus d'attention à déraciner chez eux le mensonge, dès qu'ils montrent qu'ils y sont portés; parce que l'habitude de mentir se fortifie avec l'âge.

Les enfans & les domestiques sont les plus sujets à mentir, parce que leur conduite inconsidérée les expose sans cesse à des reproches & à des corrections désagréables. Apollonius disoit, qu'il n'appartient qu'aux esclaves de mentir.

Les Perses, selon Hérodote, notoient les menteurs d'infamie; les loix des Indiens, suivant Philostrate, vouloient que tout homme convaincu de mensonge fût déclaré incapable de remplir aucune place dans la Magistrature. Cette infamie attachée au mensonge, subsiste encore parmi les nations modernes, chez lesquelles un *démenti* est réputé une injure si grave, que l'on se croit obligé de la laver dans le sang.

La flatterie, l'hypocrisie, l'adulation & l'imposture, la trahison, & les prétentions sont des mensonges. Ainsi le mensonge est la source de laquelle sortent toutes ces rivieres, dont les eaux impures & infectes inondent la société, & y caufent tous les crimes, qui fe commettent dans le monde.

La flatterie eft un commerce de menfonge, fondé d'un côté fur l'intérêt le plus vil, & de l'autre fur la vanité. Tant de Princes ne font le mal fi conftamment, que parce qu'ils font entourés de flatteurs qui louent toutes leurs actions; qui leur difent qu'ils font bien, que leurs fujets font heureux, & qu'ils peuvent donner un libre cours à leurs paffions, fans crainte d'être contrariés, ni de fe dégrader. La flatterie eft donc la trahifon la plus noire, puifque le flatteur eft un perfide qui plonge, dans la tête & dans le cœur de celui qui lui prête une oreille favorable, un glaive enduit de miel, fuivant l'expreffion de St. Jérome. *Adulatio mellitus gladius.*

Quoique tous les hommes conviennent qu'il n'y a rien de fi déteftable que la flatterie, parce qu'elle annonce dans le flatteur une ame baffe, fervile, fourbe, & dans celui qui l'écoute la plus fotte vanité, tous les hommes aiment la flatterie, parce que tous ont plus ou moins d'orgueil & de bonne opinion d'eux-mêmes. Chacun dit avec Térence: *Tu mens, Davus; mais continue, car tu me fais plaifir.* Plus les hommes font fots ou dépourvus de mérite, plus ils font affamés de flatterie. Elle enorgueillit la fottife, & donne de l'audace à la perverfité. Un fot n'eft pas révolté de la flatterie la plus baffe, la plus fade & la plus fervile, parce qu'il eft un fot; mais il faut à un homme vain & fat une flatterie assaisonnée par une main plus habile, afin qu'il en avale le poison sans répugnance : une flatterie grossiere effaroucheroit sa vanité ; elle veut être caressée, & non pas égratignée. On méprise les flatteurs dont l'encens est peu délicat ; il faut que l'odeur en soit douce & fine, & que son mensonge ait quelque vraisemblance.

La flatterie est un poison d'autant plus dangereux, qu'on ne le présente que dans une coupe dorée, assaisonné des odeurs les plus suaves, & mêlé avec tout ce qui peut flatter le goût. Elle caresse l'amour propre & la vanité ; elle corrompt le jugement & le rend presqu'inaccessible à la vérité. Les Anciens comparoient les flatteurs aux femmes débauchées, aux courtisanes, qui se fardent pour attirer les regards des hommes, leur tendre des pieges & les tromper.

Deux sortes de gens sont exposés à la flatterie plus que tous les autres, les Princes, les Grands, & les femmes. On flatte les premiers pour les disposer en sa faveur, avoir part aux graces, aux honneurs, aux postes, qui menent à la fortune, & satisfaire son intérêt personnel aux dépens de celui de ses compétiteurs, & presque toujours de celui du public. On flatte les femmes pour les séduire. Ainsi, sous quelque point de vue que l'on envisage la flatterie, quoiqu'elle se montre toujours sous les dehors de l'amitié, elle est cependant un vice, & le vice des ames lâches.

Il eſt difficile à tout le monde de s'en garantir, à cauſe du viſage de l'amitié, qu'elle emprunte. Elle en prend le nom, la voix, & l'imite ſi bien en tout que vous jureriez que c'eſt l'amitié même. Elle s'accommode à la volonté, elle ſe plie à l'humeur de ceux qu'elle attaque; elle fait l'empreſſée pour rendre ſervice; elle va même quelquefois juſqu'à reprendre librement quelques petites fautes, ou quelques défauts très-légers, pour donner de la confiance, & s'inſinuer plus ſurement dans l'eſprit. Cependant la franchiſe hardie & ſouvent douloureuſe d'un ami eſt cent fois préférable aux baiſers doucereux d'un flatteur. *Meliora vulnera diligentis, quam oſcula blandientis.* On peut voir le traité de Plutarque ſur la maniere de diſtinguer le flatteur du véritable ami.

Les femmes ſe laiſſent ordinairement gagner aux douceurs de la flatterie, tant à cauſe de leur foibleſſe que parce qu'elles ſont naturellement vaines, & qu'elles ſe plaiſent infiniment aux louanges qu'on leur donne. Comment les Princes, accoûtumés à être loués & à faire toutes leurs volontés, dès le bas âge, n'y ſuccomberoient-ils pas? Ils ſont toujours environnés de flatteurs: leurs parens, leurs prétendus amis, leurs Miniſtres, tous gens dont ils ne peuvent ſe paſſer, ne ſont occupés & ne ſont attentifs qu'à l'exercice du vil métier de la flatterie. Le philoſophe même, qui en connoît toute la laideur, n'eſt pas toujours fâché de lui entr'ouvrir un peu ſa porte. Si le bon ſens condamne la flatterie comme un vice de l'ame, il n'applaudit pas à une franchiſe ruſtre, imprudente & outrée; il ne faut parler que comme on penſe; mais toujours dire tout ce qu'on penſe, ſeroit ſottiſe.

Pour jouer un rôle ſoutenu d'hypocrite, il ne faut pas être un ſot, ni un étourdi. Il y faut beaucoup d'art, beaucoup d'attention, & un travail aſſidu, dont peu de gens ſont capables; ſans quoi le voile ſe déchire, le maſque tombe, & l'hypocriſie ſe manifeſte. Il en coûteroit bien moins pour acquérir les vertus qu'on affecte, que pour les montrer conſtamment. Sois ce que tu veux paroître, ſi tu ne veux pas tomber dans le ridicule & le mépris.

Les gens à prétentions ſont auſſi des menteurs, qui font le tourment de ceux qui les ont, & de ceux qu'elles importunent dans le commerce de la vie, où elles portent la diſcorde & le trouble. Les compagnies deſtinées à l'unique amuſement, ſe trouvent ſouvent compoſées de menteurs de cette eſpece, qui ſe fatiguent réciproquement par leurs prétentions, l'un à l'eſprit, l'autre à la ſcience, celui-ci à la nobleſſe, celui-là à la vertu. Tout le fruit qu'ils en retirent, eſt de ſe couvrir de ridicule, quand ils ont affaire à des perſonnes de bon ſens, & d'encourir la haine des ſots.

Que l'on ſente donc à quel point le menſonge peut devenir funeſte aux menteurs & à la ſociété, ſous quelque forme qu'il s'y préſente. C'eſt à lui que ſont dus la mauvaiſe foi, la perfidie, la fraude, la duplicité, les charlataneries & les fourberies de toute espece: hé! combien de maux n'en résulte-t-il pas!

De l'Ennui.

Les hommes ne vivent en société que pour travailler à leur félicité mutuelle. Si l'un laisse tout faire à l'autre, & se livre à l'inaction, à la fainéantise & à la paresse, il ne mérite pas de participer au bonheur commun. *L'oisiveté est la mere de tous les vices*, dit un adage très-connu. C'est-elle en effet qui enfante les fantaisies les plus bisarres, les goûts les plus hétéroclites, les plaisirs les plus insensés, les amusemens les plus futiles, les dépenses les plus extravagantes; car toutes ces choses n'ont véritablement d'autre objet que de suppléer à des occupations honnêtes & utiles, qui empêcheroient les Princes, les Grands & les Riches de sentir le fardeau pesant de l'ennui, supplice rigoureux dont la Nature se sert pour punir la paresse, la mollesse & l'oisiveté. La Bruyere dit très-bien que *l'ennui*, ou cette langueur de l'ame, cette stagnation cruelle que produit dans l'homme le défaut des sensations capables de l'avertir agréablement de son existence, est entré dans le monde par la porte de la paresse, qui a tant de part à la recherche que les hommes font des plaisirs de la société, c'est à dire des spectacles, du jeu, de la table, des visites actives & passives & de la conversation, qui souvent traînent à leur ſuite des plaiſirs défendus pour notre avantage & notre bien-être; puiſque, ſelon le dire d'un ancien Philoſophe, ces plaiſirs nous embraſſent & nous chatouillent pour nous étrangler.

L'occupation eſt abſolument néceſſaire à l'homme; mais les occupations de quelqu'eſpece qu'elles ſoient, quand même elles remueroient ſes ſens agréablement, produiſent par leur trop longue continuation & leur uniformité, la fatigue & la langueur du corps & de l'ame. Les plaiſirs mêmes qui nous flattent le plus deviennent peu à peu moins ſenſibles, ils diſparoiſſent pour faire place à la ſatiété & à l'ennui. Les ames vuides d'étude, de ſcience, & les eſprits incapables de ſe ſuffire, rencontrent cet ennui, ou en ſont pourſuivis juſques dans les amuſemens, dans les compagnies les plus gaies, dans ces repas, ces ſoupers, ces fêtes, ces aſſemblées où tant d'autres goûtent les plaiſirs les plus piquans. Ils n'en ſont affectés que d'une maniere déſagréable; parce qu'ils en ſont las. L'oiſiveté rend l'eſprit malade, de même que le défaut d'exercice corporel remplit le corps d'infirmités. Un grand Seigneur qui étoit dans cette ſituation, diſoit en préſence de ſon fermier, *qu'il s'ennuyoit à la mort;* le fermier lui répondit; *c'eſt qu'il eſt toujours Dimanche pour vous.* En effet j'ai toujours obſervé que cette langueur de l'ame ne tourmente & ne déſole guere que l'opulence épaiſſe d'eſprit, la grandeur ignorante, & la molleſſe incapable d'agir; tous gens peu propres à vivre ſans peine avec eux-mêmes. N'ayant pas cette reſſource, ils portent de cercle en cercle leur faſte, leur luxe, leur ineptie, leur inexpérience honteuſe, l'ennui qui les talonne, leur préſence à charge à eux-mêmes & aux autres, & deviennent les fléaux de la ſociété; puiſque malheureux ſans ceſſe, ils ſont ſans relâche, le tourment de ceux qu'ils fréquentent.

Dans ces tournées fatigantes, que l'on nomme viſites, & que je ſuis tenté de nommer à préſent un commerce d'ennui entre des eſprits froids & des cœurs déſœuvrés, la converſation languit, ne ſe réveille que par ces triſtes monoſyllabes, qui annoncent la langueur & l'ennui; ou par l'arrivée de quelqu'homme d'eſprit, ou d'une jolie femme. Alors les regards ſe tournent vers elle, ceux des hommes pour l'admirer, ceux des dames dans une autre intention. Après l'examen le plus curieux & le plus ſérieuſement prolongé, ne pouvant ſe diſſimuler des charmes, qui frappent tous les yeux, elles ne ſont plus maîtreſſes de leur dépit, & il ſe montre dans leurs propos, dans leurs geſtes, leurs queſtions, leurs réponſes, & juſques dans l'affectation de leur ſilence. La belle ſe vange alors des dames en les faiſant oublier; & dès qu'elle eſt partie, l'ennui reprend ſa place.

Les jeux inventés & faits pour délaſſer l'eſprit par intervalles, ſont employés par bien des gens pour charmer leur ennui. Le jeu eſt donc la funeſte reſſource des ignorans déſœuvrés, & tient lieu à la plûpart d'occupation sérieuse, pendant laquelle leur ame engourdie se réveille par les secousses réitérées de l'espérance du gain, & des vives allarmes qui accompagnent la crainte de la perte. Ceux qui ont cette passion cruelle, sont, à mon avis, des gens insociables, dès que l'intérêt & la cupidité s'en mêlent. En effet, est-il rien de moins sociable que des personnes, qui se donnent pour bons amis, qui semblent se réunir pour s'amuser, & qui cependant font tous leurs efforts pour s'arracher une partie de leur fortune? Le jeu moins intéressé, est toujours celui qui amuse véritablement. Le gros jeu suppose toujours des ames bassement intéressées, qui désirent ardemment ou de se ruiner, ou du moins, de s'affliger réciproquement. Jamais le jeu ne devroit avoir d'autre intérêt que celui de délasser l'esprit, ou tout au plus, d'éloigner l'ennui; mais il ne devroit pas être tel, que, lorsque la fortune se déclare contre quelqu'un, l'intérêt qu'il peut prendre à la perte, le livre en proie au sombre chagrin & au repentir amer, qui finissent par troubler le repos & le bien-être. Le jeu n'est qu'une fureur insensée, quand il nous expose à la ruine: il prouve le vuide de ceux qui ne sauroient sans lui, ni s'occuper, ni converser les uns avec les autres. Tels sont une partie des maladies de l'ame, ou des vices, qui ont pour principe l'amour de soi-même; mais il y en a d'autres connus sous le nom de défauts.

Des maladies de l'ame, que l'on appelle Défauts.

J'ai trouvé dans le traité de la Morale universelle toutes les obſervations que j'avois faites ſur les défauts & les imperfections, qui nous privent de l'eſtime & de l'affection de nos ſemblables. Comme ils entrent dans mon plan d'obſervations ſur les maladies de l'ame ; & que je craindrois de m'exprimer moins bien que l'Auteur de cet ouvrage excellent, je renvoie le lecteur qui a ce traité en ſa poſſeſſion, à la Section 3e. Chap. 12. Mais comme cet ouvrage n'eſt pas fort commun, j'ai cru faire plaiſir à ceux qui ne l'auroient pas, d'inſérer dans celui-ci l'abrégé de celui-là.

Ainſi que les vices, les défauts des hommes ſont des maladies des facultés de l'ame, & des ſuites de leur tempérament. Un bon phyſionomiſte connoît celui-ci ; il lui ſera donc facile, ſinon de connoître parfaitement ces vices & ces défauts à l'inſpection de la phyſionomie des hommes, au moins de les conjecturer, & de ſe ſouſtraire à leurs effets. Mais l'habitude modifie différemment les hommes, & c'eſt le plus grand obſtacle à la certitude des connoiſſances phyſionomiques.

On eſt malheureuſement aveugle ſur ſes propres défauts ; on ne voit bien que ceux des autres ; parce qu'accoutumé à ſa propre façon d'être, bonne ou mauvaiſe, on la croit néceſſaire à ſon bonheur ; au lieu que nous ne nous accoûtumons jamais aux défauts de ceux avec qui nous vivons, parce qu'ils nous bleſſent. Nous déſirons qu'ils s'en corrigent, & nous ne faiſons point d'efforts pour nous corriger des nôtres, parce qu'ils nous paroiſſent des perfections.

Cependant un homme de bon ſens devroit, & pourroit, ce me ſemble, ſe voir des mêmes yeux dont il eſt vu par les autres, juger ſes imperfections comme il juge celles qu'il connoît dans ſes ſemblables; ce qu'il trouve de choquant en eux, doit lui faire au moins appercevoir ce qui peut les choquer ou leur déplaire en lui. Il ſait que, pour ſon propre bonheur & celui de la ſociété, il ne doit rien négliger, pour mériter ſon eſtime & ſon affection, & que les moindres défauts doivent à la longue, y laiſſer de profondes bleſſures, qui deviennent incurables, & qui enfin alienent l'eſprit de ceux auprès deſquels, ſi l'on a un peu d'amour de ſoi-même, on ne doit rien épargner pour ſe rendre agréable.

On eſt ſouvent étonné de voir dans le monde des perſonnes depuis longtems accoûtumées à vivre enſemble, ſe ſéparer quelquefois bruſquement & ſe brouiller pour toujours; mais on ceſſera d'être ſurpris de cette conduite, ſi l'on conſidere que des défauts, qui paroiſſoient d'abord faciles à ſupporter, en ſe faiſant ſentir journellement, deviennent un fardeau inſupportable; ce ſont des piquures légeres, de petites égratignures qui, trop réitérées, forment enfin des plaies profondes &

douloureuſes que rien ne peut guérir: *la moindre ſurcharge*, dit Montaigne, *briſé les barrieres de la patience.* La familiarité avec laquelle on vit enſemble, bannit la gêne; elle étourdit, pendant un tems, ſur ce que l'on ſouffre réciproquement; mais enfin le feu attiſé s'allume; il éclaire, il fait ſentir les défauts vivement; il prend à la mêche & la bombe éclate. Telle eſt la vraie cauſe de la fréquente déſunion que l'on voit entre les époux, les parens & les amis les plus intimes: telle eſt ſans doute un des plus grands motifs qui a déterminé, & qui devoit en effet déterminer à permettre le divorce, dans les pays où il eſt en uſage.

S'irriter contre les foibleſſes de ceux avec qui on eſt obligé de vivre, ou par choix, ou par néceſſité, c'eſt ſe montrer foible ſoi-même, c'eſt ſe déclarer peu fait pour vivre en ſociété. Pour continuer de vivre en bonne intelligence, il faut ſupporter, dit-on, mutuellement ſes défauts: le conſeil eſt très-ſage; il eſt même un devoir; mais combien peu d'hommes ont la force de le réduire en pratique! Il n'y a qu'une tête parfaitement organiſée, qui ſoit capable d'avoir cette grande indulgence, cette douceur continuelle dans le caractere, cette attention ſuivie, cette aménité dans l'humeur, cette facilité dans les mœurs, néceſſaires pour cimenter une union durable entre les hommes, & ſur tout entre un époux & une épouſe, qui ſe voient toujours de près, & qui ſe voient trop pour ne pas ceſſer de s'aimer.

Trop de crainte d'être bleſſé par les défauts de nos ſemblables nous conduit à la défiance & à la miſantropie, diſpoſitions très-contraires à la douceur de la vie ſociale, & qui donne lieu de croire que celui où elles ſe trouvent, eſt lui-même d'un caractere ſuſpect. Ceux qui ne croient pas à la vertu des autres, doivent faire préſumer qu'ils n'en ont gueres eux-mêmes.

L'homme défiant, à qui tout fait ombrage, eſt néceſſairement très-miſérable. Perpétuellement entouré de pieges & de dangers imaginaires, il ne connoît ni les charmes de l'amitié, ni les douceurs du repos, ni les agrémens de la ſociété. C'eſt acheter trop cher ſa prétendue ſécurité que de la payer au prix de la défiance. Le méchant eſt toujours défiant & ſoupçonneux, & c'eſt par le ſupplice long & cruel de la défiance même que la nature le punit de ſa méchanceté. Il faut, à la vérité, avoir éprouvé les hommes avant que de leur accorder ſa confiance; mais malheur à celui qui n'a trouvé perſonne digne de la mériter.

Accorder une confiance exceſſive, n'eſt auſſi rien moins qu'une vertu; c'eſt une marque de foibleſſe & d'inexpérience. On ne peut ſans danger ſe fier à tout le monde; la prudence y répugne; mais c'eſt être bien mal aviſé & bien malheureux que de ne ſe fier à perſonne.

Il eſt des hommes tellement dominés par ce qu'on appelle *de l'humeur*, ou dont la bile eſt ſi facile à s'émouvoir, que les moindres choſes les

irri-

irritent, & qu'elles ne ſemblent jamais jouir de la moindre ſérénité. On diroit que, comme les miſantropes, ils ne ſe nourriſſent que d'amertume & de fiel, & ne trouvent de plaiſir qu'à ſe faire déteſter.

Il eſt bien difficile que celui qui prend de l'humeur avec tout le monde, puiſſe ſe concilier l'amitié de quelqu'un. Ce ſont des atrabilaires, qui faute de réflexions ſi naturelles, ſe rendent les fléaux de leurs familles & de la ſociété. Combien d'époux, ſans motifs valables, vivent en vrais ennemis, & ſemblent ne pouvoir s'enviſager de ſang froid, ou ſe parler ſans colere? Combien de peres chagrins, qui ne peuvent, ſans s'irriter, conſidérer les jeux les plus innocens de leurs enfans? Combien de maîtres, qui croiroient ſe dégrader, s'ils ne parloient avec aigreur à leurs domeſtiques tremblans? Enfin il eſt des hommes ſi remplis de bile, qu'ils la répandent avec profuſion partout & dans toutes les occaſions. Tout révolte ces miſantropes, dont la vanité & l'envie ſe ſont emparés, à qui tout déplait, qui ſont bleſſés de tout, & aux yeux deſquels la Nature entiere ſemble être défigurée. Ils ignorent ſans doute, ou ſont aſſez inſenſés pour ne pas ſe perſuader que, dans toutes les poſitions de la vie, l'homme doit aimer pour être aimé, & que ſon bonheur en dépend. Eſt-il un état plus cruel, que celui d'une épouſe, ou d'un mari condamnés pour la vie à ſouffrir les caprices & les humeurs de leur moitié, que les caresses mêmes ne font qu'irriter? d'enfans repoussés par le front austere d'un pere, qui ne le déride jamais? Un Maître grondeur, que tout mécontente, sera-t-il servi avec zele & affection par des serviteurs perpétuellement intimidés? Quels amis pourroit se faire un homme insociable & brutal, dont le commerce épineux les afflige & les humilie?

Communément un sot orgueil, animé par la bile, constitue le caractere de ces hommes farouches & chagrins. Qu'ils ne nous disent pas, que l'*on ne peut se refondre*, que leur humeur est l'effet de leur tempérament. Il y a quelque vérité dans cet adage, mais c'est en travaillant sur nous-mêmes, en nous observant avec soin, en nous habituant à combattre les défauts de notre organisation, que nous deviendrons des êtres sociables. On ne changera jamais totalement le fond de son caractere; mais, à l'exemple de Socrate, d'animal farouche qu'on étoit, on s'apprivoisera avec les hommes. L'humeur exagere les défauts des autres, & quelquefois leurs torts n'existent que dans notre imagination malade. Si l'homme de mauvaise humeur, s'en demandoit à lui-même la raison dans des intervalles de calme, il trouveroit le plus souvent, que son chagrin n'a point d'autre cause, & qu'il a tout le tort imaginable de se tourmenter lui-même, en tourmentant les autres.

La misantropie, ou cette mauvaise humeur, qui nous rend ennemis de tout le monde & qui nous fait haïr de tous les êtres avec lesquels nous devrions vivre heureux en ſociété, eſt une diſpoſition vraiment inhumaine & ſauvage, qui trouve ſa cauſe dans un orgueil très-iraſcible. En nous fermant les yeux ſur nos propres défauts, il nous exagere ceux des autres, & nous les fait juger avec trop de rigueur. Le miſantrope ne connoît ni l'indulgence ni la pitié. L'envie & la jalouſie, paſſions toujours mécontentes, ont communément beaucoup de part à l'humeur que l'on prend contre le genre humain.

La vraie ſageſſe, toujours exempte de préjugés, ne peut approuver la haine des hommes dans un être fait pour vivre avec eux: elle approuve la prudence, & nous fait éviter la ſociété des inſenſés & des méchans, mais elle blâme une humeur ſombre, qui ne s'accommode avec perſonne; elle condamne une haine opiniâtre, qui bannit la bienveillance univerſelle. Le miſantrope eſt très-ſouvent un méchant, qui, ne ſachant ſe faire aimer de perſonne, prend le parti extrême de haïr tout le monde.

L'humeur, l'inſociabilité, la miſantropie ſont des vices réels, des maladies de caractere, par conſéquent de l'ame. Les moraliſtes, qui ont voulu en faire des perfections, avoient eux-mêmes un travers dans l'eſprit; puiſque, contre la raiſon & le bon ſens, ils veulent perſuader à l'homme de ſe dépouiller de l'amour inné de lui-même, qu'il y a du mérite & de la vertu à prendre ſon prochain en averſion, à ſe ſéparer de ſes ſemblables, à s'iſoler, à vivre inutile à la ſociété. Ils ignoroient ſans doute que l'amour du prochain eſt le précepte de la nature, & que la vertu n'eſt telle qu'autant qu'elle eſt douce, indulgente, bienfaiſante & utile.

La foibleſſe, la molleſſe, l'inconſtance ſont des défauts réels, & ſouvent même des vices. Une perſonne foible ſe laiſſe conduire par ceux qui ont pris de l'aſcendant ſur ſon eſprit, au point de ſe prêter quelquefois au crime même. On ne peut jamais compter ſur lui, parce qu'il n'oppoſe aucune réſiſtance à l'impulſion qu'on lui donne; il tourne à tout vent, & devient le jouet de ceux qui le maîtriſent. Comment compter en effet ſur des hommes qui n'ont preſque d'autres avis que ceux des perſonnes qu'ils rencontrent; diſpoſés à livrer leurs amis mêmes à quiconque voudra les déchirer? Jamais un homme lâche, foible, timide & ſans caractere ne fut un ami ſolide. Un Souverain foible, timide & ſans fermeté devient un fléau pour ſon peuple; les Courtiſans qui l'obſedent, le rendent variable, indécis, inconſéquent, & lui font faire, ſans qu'il le ſache, quelquefois plus de mal que n'en fait un tyran déterminé. Quand on n'a pas la force de refuſer ce qu'on ne doit pas accorder, & que l'on craint de déplaire, on court grand riſque de devenir vicieux ou méchant par pure complaiſance. L'homme foible peut être quelquefois aimé, parce qu'il ne ſe refuſe à rien: on peut le plaindre à l'occaſion des fautes qu'on lui fait commettre; mais jamais on ne l'estime sincérement; souvent on le méprise.

La foiblesse a produit le despotisme; parce que le plus fort a abusé de sa force, de sa fermeté, de sa vigueur pour dominer & établir son empire sur le foible qu'il a rendu son esclave. Le despotisme ne fait que des automates, prêts à recevoir toutes les impressions qu'il veut leur donner; & ces impulsions portent presque toujours au mal. Le gouvernement agit puissamment sur les hommes, & influe de la façon la plus marquée, sur leurs caracteres & sur leurs mœurs. Un gouvernement militaire donne aux nobles & à ceux qui sont dans le militaire le ton de l'étourderie, de la vanité, de l'arrogance, de la présomption, de la licence. Ils tranchent du despote dans leurs parties; le bourgeois & le cultivateur subjugués n'osent presqu'agir; ils deviennent craintifs, foibles, pusillanimes, & se trouvent obligés d'avoir recours à la ruse, ressource de la foiblesse contre la force.

La malice du cœur humain a formé moins d'obstacles au bonheur social, que la légéreté, l'étourderie, la dissipation & la frivolité. Ces défauts ont été mal à propos quelquefois regardés comme un agrément: les personnes de bon sens les condamneront toujours.

De la légéreté & de l'étourderie d'esprit vient la démangeaison de parler & l'indiscrétion de la langue; ce défaut, terrible quelquefois par ses conséquences, n'annonce pas toujours un mauvais cœur, quoiqu'il produiſe ſouvent d'auſſi cruels effets que la méchanceté; il eſt ſouvent dû à une ſotte vanité, qui ſe fait un mérite de repaître la curioſité des autres, en voulant en même tems leur montrer qu'on eſt plus inſtruit, & plus éclairé qu'eux.

La curioſité n'eſt pas un vice, quand elle n'a pour principe que l'émulation pour s'inſtruire des choſes néceſſaires à ſon bien-être. Mais elle eſt un grand défaut quand elle va juſqu'au déſir de pénétrer dans les ſecrets des autres. Cette curioſité indique un grand vuide dans la tête. Le curieux eſt ordinairement un homme déſœuvré & fainéant, qui n'a que très-peu d'idées, & qui cherche à remplir le vuide de ſon cerveau. Un curieux eſt toujours indiſcret & bavard, & quelquefois aſſez vain pour ſe faire un mérite auprès des déſœuvrés de faire voir que l'on ſait ce qu'ils ignorent.

Parler beaucoup & bien parler ſont deux choſes qui ne ſe trouvent gueres réunies dans la même perſonne. Rien n'eſt ſi fatigant & ſi ennuyeux que ces diſcoureurs impitoyables, que ces diſſertateurs éternels, qui ſemblent ſe croire toujours dans la tribune aux harangues, ſans jamais vouloir en deſcendre. C'eſt avoir peu d'égard à l'amour propre des autres, que de ne pas leur permettre de parler à leur tour. Mais bien des gens ſont dans la fauſſe idée que c'eſt en parlant beaucoup qu'ils montreront beaucoup d'eſprit. A la bonne heure quand on a affaire à des ſots. Mais quel eſt l'homme de bon ſens qui veuille plaire à des ſots, & ſe complaire dans leur compagnie? Il faut écouter & ſe taire quand on n'a rien d'agréable ou d'utile à communiquer: on profite plus à garder le ſilence qu'à parler: car on garde ſon ſecret, & l'on apprend celui des autres. D'ailleurs tout le monde ſait le proverbe trivial, mais très-ſenſé, qui nous dit *qu'un vaiſſeau plein fait moins de bruit, ou rend moins de ſon qu'un vaiſſeau vuide.*

Le grand art de la converſation conſiſte à ne bleſſer, à n'humilier perſonne, à ne parler que des choſes qu'on ſait, à n'entretenir les autres que de ce qui peut leur plaire & les intéreſſer, à ne pas vouloir tenir toujours le bureau; car c'eſt faire affront aux autres de les exclure de la converſation. Cet art que tant de gens croient poſſéder, n'eſt rien moins que commun. Les ſociétés ſont remplies, ou d'importans, qui préviennent contre eux par leur ſotte vanité, qui veulent parler de tout, qui veulent qu'on les écoute; ou d'ennuyeux, qui nous fatiguent en nous parlant toujours, ou en nous entretenant d'objets peu faits pour nous intéreſſer. Un ſot s'imagine que ce qui frappe ſa tête rétrécie, a droit d'intéreſſer tous les hommes.

Les entretiens des Grands ne ſont pas faits pour les petits; car chacun parle de ſon métier. La converſation des gens du monde n'eſt communément ſi ſtérile, leurs viſites ſi faſtidieuſes, leurs aſſemblées les plus brillantes & leurs banquets ſomptueux ſi remplis d'ennui, que parce que le commerce de la vie rapproche des gens qui ne ſont pas faits les uns pour les autres, des gens qui s'aiment & s'eſtiment fort peu, qui ne ſe connoiſſent gueres, qui n'ont rien d'utile à ſe dire, qui ne ſe diſent que des riens. Ce qu'on appelle le *grand monde* n'eſt ſouvent composé que de perſonnes déſœuvrées, très-vaines, qui croient réciproquement ne ſe rien devoir; qui privées d'étude & d'inſtruction, ne portent dans la ſociété que de la roideur, de la ſéchereſſe, du dégoût: la converſation doit être néceſſairement languiſſante & ſtérile quand le cœur & l'eſprit n'y entrent pour rien. Il n'y a que l'amitié franche & ſincere, la ſcience, la vertu & la douceur qui puiſſent donner la vie au commerce des hommes.

L'ignorance, l'oiſiveté, l'inhabitude de penſer & l'aridité du cœur font pulluler les ennuyeux, les diſeurs de rien, les importuns & les fats. Un peu de bon ſens devroit bien leur apprendre à reſpecter les momens des hommes occupés, & à ne pas aller périodiquement leur apprendre qu'ils n'ont rien à leur dire.

Si la vraie politeſſe conſiſte à ne choquer perſonne, l'homme vain, le fat, le *petit-maître*; l'*élégant*, enivré de ſes perfections, de la beauté de ſa futile parure & de ſes travers; la coquette évaporée, au regard effronté; le Grand dédaigneux ſont tous des gens impolis, qui inſultent à la ſociété. Le faſte, la parure, les grands airs n'ont leur ſource que dans la ſotte vanité; la ſuffiſance &

la fatuité sont des maladies presque incurables; comment guérir un homme toujours content de lui-même, & qui se croit au dessus du jugement des autres?

Bien des gens s'imaginent faire preuve d'une sagacité supérieure, à n'être de l'avis de personne; ils jugeroient bien plus sainement s'ils pouvoient une bonne fois se mettre en tête que l'esprit de contradiction, l'opiniatreté, la trop grande chaleur, & l'aigreur dans la dispute, l'amour de la singularité ne prouvent que leur mauvaise humeur & leur impolitesse. N'est-il pas plus poli, plus noble & plus grand de céder avec douceur, même lorsqu'on est sûr d'avoir la raison pour soi, que de disputer sans fin avec des personnes déraisonnables?

La singularité & l'affectation montrent plus d'orgueil que de sagesse & de lumieres, lorsque l'usage ou la mode ne sont pas évidemment contraires au bon sens & à la vertu. Cette singularité & la petitesse d'esprit rendent un homme *pointilleux*, & rien n'est plus gênant que lui dans la vie. Sa vanité sensible & délicate ne peut être, comme on dit, maniée qu'avec des gands de velours; elle est toujours prête à s'offenser. Une vanité trop promte à s'allarmer annonce une foiblesse, une petitesse d'esprit, une inexpérience puérile. Cependant ces petitesses, dont un homme raisonnable ne devroit s'appercevoir que pour les mépriser, ont souvent, dans un monde vain & frivole, les conséquences les plus graves & les plus funestes.

Celui qui se sent si foible ne devroit donc point s'exposer au choc de la société, dans laquelle il ne peut jetter que la contrainte & l'ennui pour les autres & leur aversion pour lui.

Des personnes de tout âge & de tout rang, par le prix qu'elles attachent à des minuties, à des inutilités, à des parures brillantes, semblent être encore dans l'enfance, & en grandissant, n'avoir changé que de jouets. Quelle autre idée peut-on se former de ces ames rétrécies, de ces femmes & de ces hommes dégradés dont la toilette, la parure & les bijoux occupent toutes les journées? Le vrai châtiment de ces grands enfans, le vrai remede de leur folle vanité est de ne point les remarquer.

Une foule innombrable de passagers se trouvent dans la route ou le chemin étroit de la vie; & chacun à sa maniere s'efforce d'arriver au bonheur, qu'il croit voir devant lui. On y rencontre des imprudens, des légers, des distraits, des aveugles, des inconsidérés, des étourdis, qui s'agitent en tout sens, pressent & sont pressés, heurtent & sont heurtés, frappent & blessent ceux qu'ils rencontrent, & sont incommodes à tous. Tels sont les malades, les ennemis que la raison a toujours à combattre dans la société. Elle a de plus l'ignorance, la bisarrerie de goût & d'opinion, l'introversion d'esprit, qui sont toutes de véritables maladies de l'ame, lesquelles fourniroient matiere à beaucoup d'observations; elles sont toujours punies dans la ſociété, par la haine, ou par le mépris & le ridicule.

Le *ridicule* eſt toujours révoltant pour un homme amoureux de lui-même. C'eſt pourquoi un homme raiſonnable écarte de ſes diſcours & de ſa conduite tout ce qui peut jetter ſur lui du ridicule & le faire mépriſer; mais il brave le ridicule qui, dans une ſociété vicieuſe, tombe ſouvent ſur le mérite & la vertu; car il n'eſt pas étonnant qu'une conduite ſage & réglée paroiſſe ſinguliere & biſarre à des gens frivoles & corrompus. La probité, la pudeur, l'equité même ſont ſouvent expoſées aux ſarcaſmes du vice. Aſſuré de ſa propre dignité, l'homme de bien mépriſe les impertinences de la raillerie, & les traits du ridicule, ces fléaux ſi redoutables pour les gens du monde, ces idoles imaginaires d'un point d'honneur mal entendu, auxquelles on les voit ſacrifier leur fortune, leur conſcience & leur vie.

Tout railleur eſt un homme vain & méchant; car la raillerie eſt preſque toujours armée par l'envie & la malignité: mais le railleur finit toujours par ſe faire haïr, & ſe déshonore lorſqu'il attaque le mérite & la vertu. Railler ſes ſupérieurs eſt un trait de folie: railler des perſonnes indifférentes, c'eſt s'expoſer follement à leur reſſentiment & à leur haine: railler celui que l'on appelle ſon ami ou que l'on regarde comme tel, c'eſt le ſacrifier à un bon mot, c'eſt une perfidie: railler ſes inférieurs, ou les malheureux, c'eſt une lâcheté détestable. Il y a de la cruauté à exercer la raillerie sur ceux que l'on devroit plaindre & consoler: telles sont les personnes disgraciées de la nature, les gens contrefaits, les esprits bornés, ceux qui commettent quelque bévue, ceux que la nécessité oblige de tout endurer; ils sont en bute à des railleries continuelles, à des sarcasmes offensans: ils essuient les piquures d'une foule de lâches, qui cherchent à briller aux dépens de ces infortunés, dont les difformités ou les défauts excitent la pitié & la compassion des hommes qui ont un bon cœur & du bon sens. Un esprit malade de fatuité, de vanité, & ivre de présomption, n'est pas capable de réfléchir assez pour juger combien il est odieux de rire, de tourner en ridicule, & d'affliger cruellement des hommes malheureux, foibles & misérables. Les gens d'esprit surtout devroient s'observer encore plus que les autres, & craindre de blesser. La vivacité de l'esprit, la chaleur de l'imagination, la gaieté, produisent souvent chez eux une ivresse, une pétulance contre lesquelles ils ne sauroient trop se mettre en garde.

Tout homme assez vain, assez inconsidéré, assez foible de raison pour offenser par ses bons mots, ou par ses plaisanteries, ou par ses ironies, non seulement un ami, mais encore des indifférens, devroit être exclu des sociétés honnêtes, dont les membres doivent se respecter mutuellement. Les railleurs, les plaisans de profession, les diseurs de bons mots, les satyriques & les bouffons ſont quelquefois des gens d'eſprit, qui aſſaiſonnent d'un ſel amer & piquant les mets dont la malignité ſe repaît & s'amuſe, mais il eſt extrêmement rare qu'ils ſe rendent eſtimables par les bonnes qualités du cœur, bien plus importantes dans le commerce de la vie que ces ſaillies, dont ſouvent on fait tant de cas dans le monde. *Défiez-vous,* dit Horace, *de celui qui médit de ſon ami abſent; de celui qui ne le défend pas quand on l'accuſe; de celui qui cherche à faire rire par ſes bons mots: il poſſède à coup ſûr une ame dépravée* (*).

La raillerie, la plaiſanterie, le ridicule ne peuvent être utiles & louables que lorsqu'ils s'exercent en général ſur les vices régnans dans la ſociétés, dont ils peuvent reprimer l'impudence, le ridicule, ou guérir la folie: c'eſt l'objet de la comédie, qui devient l'école des mœurs, lorſqu'elle ne paſſe pas les bornes de la décence, & qu'elle n'allarme pas la pudeur. Quoi de plus ridicule, de plus digne d'exercer la ſatyre, que la vanité de tant d'hommes & de femmes gravement occupés de riens pompeux, de parures, de bijoux, de modes biſarres, d'ajuſtemens ſinguliers. Sont-ce donc des hommes faits ou des enfans, ou des poupées mouvantes que ces êtres frivoles, dont la tête n'eſt

(*) . . . . . *Abſentem qui rodit amicum;*
Qui non defendit, alio culpante; ſolutos
Qui captat riſus hominum, famamque dicacis;
Hic niger eſt, hunc tu Romane, caveto.

Horat. Sat. 4. lib. 1.

remplie que de jouets, dont ils ſe dégoûtent & changent à chaque moment? Eſt-il au monde un être plus riſible qu'un fat, qui ne ſe préſente dans les ſociétés que pour y étaler ſa fatuité, ſes ſottiſes, ſon caroſſe, ſes manchettes, ſon habit & ſes impertinences? Peut-on conſidérer ſans rire les prétentions d'une coquette ſurannée, qui, juſqu'au tombeau, affecte les airs évaporés, le ton doucereux, les ſimagrées, la parure & l'étourderie de la jeuneſſe? Verra-t-on ſans pitié la vanité bourgeoiſe & mal adroite de tant de gens du commun, qui ont la folie de croire qu'ils copient la grandeur par leurs impertinences? Quoi de plus ennuyeux & de plus fatigant qu'un diſcoureur inſipide, qui s'empare de la converſation pour étourdir par ſon caquet importun? Eſt-il rien de plus mépriſable que l'arrogance de tant d'importans qui raiſonnent & jugent de tout ſans ſe connoître à rien? De quel œil peut-on voir ces fâcheux, ces miſantropes pétris de fiel & d'envie, qui ne ſortent de leurs tanieres que pour répandre au dehors leur humeur noire & incommode, & en infecter juſqu'à l'air qui les environne? Eſt-il rien de plus propre à bannir la gaieté, vrai baume de la vie, & l'harmonie ſociable, que ces eſprits pointilleux & contrediſans, qui ſe font un principe de n'être jamais de l'avis de perſonne?

Mais le Sage, dont le cœur eſt ſenſible, eſt bien plus porté à gémir, comme Héraclite, ſur les foibleſſes, les défauts, les extravagances des hommes, qu'à les critiquer amerement. Il verſe des larmes quand il voit qu'un ſot orgueil, déguiſé ſous le nom d'honneur, fait chaque jour répandre le ſang de ces hommes encore enfans, étourdis, qui ceſſent alors d'être divertiſſans. Il ceſſe de rire quand il réfléchit que l'amour de ſoi-même eſt ſi mal connu, ſi mal entendu des hommes, qu'au lieu de l'employer à faire leur bonheur, qui eſt ſon but & l'objet de ſes pourſuites, ils le font ſervir au crime, au trouble de la ſociété, & à leur propre infortune.

Plaignons donc les mortels de leurs égaremens, ſuite néceſſaire de leurs étourderies, de leur inexpérience, des fauſſes idées qu'ils ſe font du bonheur, & des routes trompeuſes que leurs ames malades leur font prendre pour y parvenir.

La plûpart des hommes ſont nés foibles, imprudens, aveugles; les haïr parce qu'ils ont des défauts, ce ſeroit joindre l'injuſtice à l'inhumanité; ce ſeroit ſe tourmenter ſans profit pour ſoi & pour les autres. Déteſter les hommes à cauſe de leurs foibleſſes & de leurs vices, ce ſeroit les déteſter parce qu'il ſont dignes de la pitié la plus tendre.

Aimons donc nos ſemblables, qui malgré leurs défauts, nous offrent encore des charmes; eſſayons de gagner leur affection & leur confiance, & comme un Médecin rempli d'expérience & d'humanité, ne les fuyons pas, mais donnons-leur tous les ſecours qui peuvent tendre à la guériſon des maladies de leurs ames: ne les révoltons pas par une humeur atrabilaire: que les remedes que nous leurs présentons exhalent l'odeur suave de l'amitié, & ayent la douceur de la bienfaisance: invitons-les à la vertu en leur montrant ses charmes. C'est elle seule qui établit l'harmonie sociale, en inspirant un esprit de paix, en réunissant l'intérêt du particulier à celui de la société; en faisant sentir à chacun de ses membres, que son bien-être est étroitement lié à celui de ses semblables & qu'il ne sera heureux qu'autant qu'il dirigera les impulsions de l'amour de lui-même, à faire le bonheur des autres.

On trouve des gens qui ont la foiblesse, & la sotte ambition de vouloir primer partout. Cependant celui qui veut vivre dans le monde avec quelqu'agrément, doit se prêter, autant qu'il peut, à l'amour propre bien ou mal fondé de ceux qu'il fréquente; car vivre avec des hommes, c'est vivre avec des êtres pleins d'amour propre & de préjugés, auxquels il faut souscrire, ou se condamner à vivre isolé. Il y a de la noblesse, de la grandeur d'ame à vaincre ses propres foiblesses, & à supporter celles des autres. Le grand art de la vie est d'exiger fort peu & d'accorder beaucoup. Quand on refuse de se prêter à la bonne opinion que les hommes ont d'eux-mêmes, on éprouve continuellement des désagrémens dans la vie: pour bien jouer son rôle dans le monde, il est nécessaire & utile de laisser chacun jouer le sien à sa fantaisie. Le rôle de l'homme sage, de l'homme de bien, de l'homme social est d'être patient, induldulgent, généreux, & de contenir au fond de son cœur les mouvemens de colere, qui, sans corriger personne, ne feroient que le rendre malheureux.

Dans les folies des hommes, il n'y a pas de quoi se brouiller avec eux, à moins que de vouloir se faire ennemi de tout le monde, ce qui seroit une bien plus grande folie. Le Sage en rit ou en a pitié intérieurement; mais il se prête quelquefois aux jeux enfantins, aux étourderies de ces êtres en qui la raison ne s'est pas encore développée, ou a été obscurcie par le préjugé: il sait qu'une censure amere ne peut rien contre le torrent de la mode, du préjugé, & de la petitesse d'esprit. Soumis aux conventions honnêtes de la société, dont nous ne sommes en particulier, ni les arbitres ni les réformateurs constitués, en attendant que l'esprit humain se développe, & se dégage des bandelettes de l'opinion, laissons à chacun le rang que cette opinion lui décerne; pleins d'égards pour nos semblables ne nous laissons pas surprendre à la maladie, que nous déplorons dans les autres; ne les affligeons pas en mortifiant l'amour qu'ils ont pour eux-mêmes, par un ton de supériorité & une conduite arrogante, qui rendroient plus qu'inutiles les leçons de la sagesse. Nous savons que le plus grand nombre des hommes attachent follement leur bien-être à des opinions insensées; mais le Sage ne doit pas ignorer que le cynisme, la misantropie, l'humeur, la singularité & la satire amere ne sont aucunement propres à détromper les hommes & à les corriger.

Enfin l'amour de nous-mêmes bien entendu, qui doit être le mobile de notre conduite, doit aussi nous apprendre, que pour être un membre utile à la société, il faut s'y rendre agréable; qu'il ne suffit pas d'avoir de la science, des talens, des mœurs & de la vertu, qu'il faut encore s'y comporter d'une façon qui plaise. L'homme de bien ne doit pas dédaigner le titre d'homme aimable. Il y a de la négligence, de la sottise, de la présomption, de l'impertinence ou de la stupidité & non du mérite, à avoir des façons ridicules ou singulieres, un extérieur maussade, un ton brusque & grossier, une franchise déplacée, une ignorance rustique des usages reçus & décens; car les bonnes manieres sont le vernis du mérite, & le Sage n'a point à rougir de sacrifier aux Graces.

De la Coquetterie.

La coquetterie est un vice qu'on ne sauroit trop blâmer dans les deux sexes. Elle a sa source dans une vanité méprisable, qui porte à faire naître des passions déshonnêtes, pour subjuguer & ranger sous sa domination le plus de têtes possible, dans le dessein, non de former des nœuds approuvés par la nature & la raison, mais d'exercer sur ces esclaves un despotisme auquel un homme ou une femme qui pensent bien ne doivent pas prétendre. N'est-ce pas en effet une cruauté que de tromper barbarement, en cherchant à faire naître des désirs dans l'espérance de faveurs, que l'on ne peut ni ne veut point accorder? N'est-ce pas une vanité bien condamnable, que de prendre tous les moyens d'enchaîner des cœurs, uniquement dans le dessein de faire parade du triomphe de ses charmes, & des les sacrifier ensuite à ses fantaisies & à ses caprices? N'y a-t-il pas de l'imprudence & de la légereté à donner, soit au public, que l'on doit respecter, soit à la délicatesse de sentimens, soit à des personnes que l'on doit ménager, des chagrins, des inquiétudes, & même des soupçons capables de déshonorer les autres en se déshonorant soi-même?

Sous quelque point de vue que l'on considere la coquetterie, elle décele toujours des dispositions très-blâmables. Elle marque une volonté permanente de troubler le repos, la tranquillité & la félicité réelle ou apparente des autres, ce qui est une méchanceté; elle indique une légereté d'esprit dans une matiere importante; elle annonce une vanité que rien ne peut justifier. Quand on veut plaire à tout le monde, dans le goût dont nous venons de parler, on devient un assassin cruel de guet-apens. De quelque maniere qu'on veuille l'excuser, il n'y a qu'un mauvais cœur ou un esprit gâté qui puisse s'y livrer. Un homme ou une femme vraiment honnêtes ne cherchent à plaire qu'à celle ou à celui avec lequel ils se proposent de former des nœuds sinceres & permanens, ou avec lesquels ces nœuds ſont déja formés. Quand on eſt vraiment ſenſé, on évite tout ce qui pourroit faire ombrage, parce qu'on ſait que ſon propre bonheur dépend des ſentimens du cœur avec lequel on eſt uni ou avec lequel on veut s'unir. L'eſtime, la paix, la confiance & l'amour, ou du moins l'amitié la plus étroite, ſont les ſentimens que l'on doit y faire naître, ou y conſerver, & la coquetterie les en expulſe.

Dans les deux ſexes, l'amour eſt une paſſion naturelle excitée par le tempérament, & nourrie par l'imagination: la beauté du corps, quelquefois celle de l'eſprit, la fait pour l'ordinaire éclore. Quand l'amour n'a que la premiere pour fondement, il paſſe communément avec elle; parce que la poſſeſſion le fait promptement diſparoître, ou que la beauté eſt une fleur paſſagere & l'amour un papillon léger.

Il eſt bien difficile qu'une femme, dont la beauté attire les regards, ne ſoit pas enivrée de l'encens que lui prodiguent ſans ceſſe des flatteurs, & même des perſonnes de bonne foi. A force d'être courtiſée, la vanité s'en empare; elle s'applaudit du grand nombre de ſes adorateurs; elle s'habitue à les écouter favorablement; inſenſiblement elle devient coquette. Une belle femme n'eſt pas la derniere à s'appercevoir de ſa beauté, & du pouvoir de ſes charmes; cette idée la flatte dabord, enſuite elle la rend vaine. Communément trop occupée d'elle-même, pour ſonger à faire le bonheur des autres, elle s'aime exclusivement; elle a l'ambition d'exercer son empire; il lui faut une cour; idolâtre d'elle-même, elle veut être adorée; elle trouve des adorateurs, & la voilà coquette. Mais perpétuellement entourée de gens, qui, sans cesse occupés à lui plaire, conspirent contre son cœur, ou elle donne dans le piege de quelqu'un d'entr'eux, ou, si elle garde son cœur libre, ses intentions, ses manœuvres se découvrent; elle finit ordinairement par perdre cet empire si flatteur à la vanité des femmes, ou par se voir méprisée par ceux mêmes à qui elle aura fait les plus grands sacrifices. Combien le sort des coquettes n'est-il pas déplorable, lorsque leurs appas flétris ne leur permettent plus de jouer le même rôle dans la société? Méprisées, abandonnées de leurs esclaves affranchis dont elles étoient l'idole, on les voit communément livrées à une sombre mélancolie, à une dévotion chagrine. Un jeu continuel, accompagné d'humeur aigre, est toute leur ressource: elles étoient dabord méprisées, elles sont abhorrées, évitées comme des sources ameres de fiel, & de chagrin: elles vivent enfin dans l'oubli, où elles se repaissent d'amertumes, en regrettant leurs appas anéantis pour toujours.

De l'Intérêt.

Le bien-être de l'homme est son véritable intérêt; mais il n'est bien connu que des gens sensés, des gens doués d'un jugement sain & d'un corps bien organiſé. Comme le mot *intérêt*, ainſi que le mot *paſſion*, ne préſentent à l'eſprit que l'amour du bien, le déſir du bonheur fondé ſur l'amour de ſoi-même, chacun place ſon intérêt où il croit voir ce bonheur. Mais comme le plus grand nombre des hommes ne voit les objets que par les yeux d'un eſprit malade, il n'eſt pas ſurprenant qu'ils ſe trompent dans la pourſuite, & même dans la jouiſſance des objets dans laquelle ils font conſiſter leur plaiſir & leur bonheur. En conſéquence le voluptueux place ſon intérêt dans la jouiſſance des plaiſirs des ſens, l'avare dans la poſſeſſion de ſes tréſors, le faſtueux dans le vain étalage de ſes richeſſes, le prodigue dans leur folle dépenſe, l'ambitieux dans l'idée d'exercer un grand pouvoir & un empire ſur d'autres hommes; l'intérêt de l'homme de lettres conſiſte à mériter la gloire d'avoir contribué à l'inſtruction & à la ſatisfaction des autres; enfin l'intérêt de l'homme de bien eſt de placer ſon intérêt dans la vertu, qui ne peut manquer de le faire eſtimer & chérir de ſes ſemblables.

L'idée du bien-être, ou l'intérêt attaché à des plaiſirs ou à des objets contraires à notre propre bonheur, conſtitue l'*intérêt mal entendu*. Il eſt la ſource des égaremens des hommes & la ſuite de la maladie de leur jugement. Faute d'expérience, de raiſon, & de réflexion, ils méconnoiſſent leur intérêt véritable, & n'écoutant que des beſoins imaginaires, ils ſe livrent aveuglément à des paſſions turbulentes, enfans de l'ignorance, du préjugé & des écarts d'une imagination déréglée. Alors l'intérêt devient excluſivement perſonnel, & les paſſions qu'il met en jeu, ſont des diſpoſitions blâmables; parce qu'elles ſont contraires au bien-être de ceux avec qui nous vivons. Ainſi l'amour de la vertu n'eſt que notre intérêt bien entendu, ou l'amour légitime de nous-mêmes, attaché à des actions avantageuſes au genre humain. Au contraire l'intérêt ſordide d'un avare eſt le mobile de ſes actions, qui n'ont pour but que lui ſeul, même au détriment des autres; tandis que l'intérêt d'une ame noble & bienfaiſante ſe propoſe l'affection, la tendreſſe, & l'avantage de ceux qui ſont à portée de ſe reſſentir des effets de ſa généroſité. D'où il eſt aiſé de voir que l'intérêt ſoit bien ſoit mal entendu eſt le reſſort qui fait mouvoir l'homme, & que toutes ſes paſſions & ſes actions n'ont réellement pour objet que de ſatisfaire l'amour qu'il a pour lui-même. C'eſt nous que nous aimons dans les autres, ainſi que dans tous les objets pour leſquels nous avons de l'attachement; & c'eſt encore par amour de nous-mêmes que nous haïſſons, que nous évitons, que nous fuyons même tout ce que nous croyons pouvoir nous nuire.

Celui chez qui l'amour de ſoi étouffe toute affection pour les autres, eſt un inſenſé, qui ne voit pas qu'il eſt dans l'impoſſibilité de travailler à ſon propre bonheur, s'il ne ſe fait pas un devoir & un plaisir de contribuer à celui des autres. On déteste le méchant, & on l'oblige à vivre seul: le tyran tremble au milieu de son peuple, parce qu'il sait qu'il en est haï; l'avare vit méprisé comme un être plus qu'inutile; le railleur méchant, le censeur satyrique sont fuis de tout le monde: l'homme dur & féroce, l'impudent, l'arrogant sont punis par l'aversion qu'on leur porte: celui dont le cœur ne s'ouvre point à la générosité & à la bienfaisance, ne doit pas s'attendre qu'on s'intéresse pour lui. En un mot notre bonheur est absolument dépendant de notre façon de penser & d'agir à l'égard de ceux avec qui nous vivons en société. La complaisance que nous avons pour nous-mêmes, est donc la juste balance pour peser par nos besoins ceux des autres.

Mais pour en bien juger, il faut que le corps soit sain, que ses ressorts jouent en liberté, que les fonctions animales se fassent sans peine: alors l'ame jouit elle-même de sa tranquillité & de sa liberté, elle se complait dans ses idées. Alors par la réflexion, l'homme se contemple dans sa grandeur avec prudence; il estime ses talens & sa raison avec justice; il voit la nature entiere faite pour lui, & souvent soumise à lui; il éprouve encore au dedans de lui un désir qui le fait aspirer à un bonheur plus durable & plus constant; motifs de gloire & d'ambition, alimens ordinaires de l'amour propre.

Il est donc facile d'expliquer pourquoi les personnes spirituelles portent cette passion aussi loin qu'elle peut aller; c'est le rafinement de l'intérêt conduit par l'amour de soi-même. Les esprits de ces personnes sont rendus plus subtils par l'étude & les méditations; l'ame accoûtumée à la délicatesse des vibrations des fibres, n'est plus troublée dans son repos: tandis que ce rustre continuellement agité par les exercices corporels, remuant pesamment des fibres endurcies par le travail, tourmenté par les soucis & l'embarras de sa subsistance, ne peut jamais penser à la noblesse de son être. Chaque moment le trouve accablé sous le faix des inquiétudes, des affaires, d'espérances vaines, d'entreprises hasardeuses, d'idées basses, serviles & mercenaires, dans lesquelles il fait consister tout son intérêt. Enfin les deux parties de son être sont tellement divisées, qu'elles ne se rapprochent presque jamais. Il semble qu'il ne vit que pour le présent, & uniquement pour lui-même. Les hommes qui pensent, ou qui ont des talens, trouvent leur propre vie trop courte; ils veulent étendre leur existence, & vivre dans l'esprit d'autrui, même après leur mort. C'est le désir de l'immortalité. Sans ce désir, les talens seroient engourdis, & personne ne chercheroit à exceller dans les arts. Les ouvriers, les manœuvres, les paysans, que l'amour de la gloire n'anime pas, se contentent de travailler de la maniere qu'on leur a montré: ils ne pensent qu'à la vie présente, elle est le mobile de leurs pensées & de leurs actions. Cette espérance d'une vie prolongée au delà de celle-ci, devient pour les gens d'esprit & de talens une vie plus flatteuse pour l'amour propre, & pour le moins aussi intime & aussi intéressante que la vie actuelle, tandis que pour le rustre, elle n'est qu'une chimere: car il pense que dix ans de vie actuelle sont préférables à mille ans de vie dans la mémoire des hommes. Ce qui en effet est vrai à l'égard de ceux que l'amour propre aveugle, & dont les noms, les actions & les productions ne leur survivent pas.

Quoique le désir de la gloire poussé à un certain degré, soit une maladie de l'ame, on peut cependant dire que le désir d'en acquérir est commun à tous les hommes: n'y ayant aucun état dans la condition humaine, qui n'ait pour objet un certain succès apparent, d'où nait la gloire qu'ils désirent d'acquérir. C'est le véritable principe de l'émulation, qui porte tous les hommes à tâcher de mériter les louanges les uns des autres, & à parvenir à cette approbation universelle, qui est regardée comme un des principaux fondemens de la gloire légitime, & la plus belle & la plus noble récompense de leurs peines. Mais quoique l'amour de la gloire se trouve être généralement dans tous les hommes, & qu'ils soient tous d'accord pour la désirer, l'idée qu'ils en ont en particulier n'est pas la même, & chacun suit assez sur cet objet ce que son penchant naturel, & ordinairement son intérêt propre l'engage de penser; ce qui fait qu'on confond souvent ce désir avec la vanité, l'orgueil, & l'ambition, pendant qu'on s'imagine n'avoir en vue que la véritable gloire. Dans ces personnes le désir de la gloire est un vice grossier, une maladie de l'ame très-pernicieuse à celui qui en est attaqué, & à la société dont il est membre. Car les moyens qu'il est obligé d'employer pour y parvenir, sont toujours odieux; tandis que la gloire vraiment désirable & légitime est la récompense des belles actions & de la vertu. Il est aisé de distinguer le motif qui fait agir ceux qui ont le bon & louable désir de la gloire de ceux qui n'y sont portés que par ambition, ou par orgueil. Les premiers font tout ce qu'il faut ou tout ce qu'ils peuvent faire pour la mériter, ne croient avoir jamais assez fait, & sont humbles à la vue de celle qui les environne; les seconds, au milieu des honneurs qui leur sont rendus, deviennent plus vains, & persuadés qu'ils en méritent davantage, se plaignent toujours de n'en pas recevoir assez.

Le vice connu pour tel, n'a jamais été le principe & le fondement de la véritable gloire, & toutes les nations n'ont honoré que les actions qu'elles ont estimées vertueuses. Nous devenons plus méprisables aux autres à mesure que par faste, par orgueil ou par ambition, nous voulons nous en attribuer à nous-mêmes. Mais comme la gloire ne doit être que la récompense de la vertu, à laquelle une homme d'honneur doit uniquement s'attacher, il n'est pas permis de rechercher la gloire pour elle-même seulement.

Fabius ne laissa pas que de suivre le dessein qu'il avoit conçu de ruiner l'armée d'Annibal à force de retardemens, & d'éviter le combat qui lui fut présenté plus d'une fois par l'ennemi, sans se soucier de la censure de la plûpart des Romains; parce que ce grand homme n'agissoit pas dans la seule vue d'avoir une réputation brillante, aux dépens de ses concitoyens, mais il songeoit de bonne foi à rendre à sa patrie un service aussi essentiel qu'étoit celui de faire consumer les forces d'Annibal petit à petit, & de les rendre inutiles. Cette conduite dont Annibal pénétra toute la sagesse, lui parut digne des éloges dont il honora publiquement Fabius. *Fabius cunctando restituit rem.*

Il seroit aisé de prouver par des exemples célebres, que ceux qui ont été regardés dans toute l'antiquité, comme des gens illustres & glorieux, ont eu pour objet le bien de leur patrie, & la pratique de la vertu, sans qu'il ait paru qu'ils ayent recherché la gloire par le seul motif d'ambition & d'orgueil.

Il ne faut pas cependant croire qu'une bonne action cesse d'être glorieuse, lorsque celui qui l'aura faite, en peut retirer quelqu'utilité particuliere; car rien n'est plus légitime que de jouir en même tems de la gloire & des avantages qu'elle procure. Un homme vertueux, un homme sage, un héros qui n'en a pas acquis le titre aux dépens du sang de ses compatriotes, ou de la désolation portée dans son pays & chez l'étranger, peuvent goûter avec complaisance, & néanmoins avec modération, cette joie secrette & ce témoignage satisfaisant que leur propre conscience leur rend, pour ainsi dire, indépendamment d'eux-mêmes, dans les actions héroïques, honorables & glorieuses. Ce seroit une philosophie vraiment trop sévere, & même outrée, que d'interdire la joie intérieure que le témoignage secret de la conscience ne manque jamais de donner après une bonne action.

La véritable gloire ne peut donc être le fruit de l'approbation mercenaire & passagere de la flatterie, ni d'une admiration obtenue légérement; elle ne peut être l'effet que des approbations générales, constantes & suivies, données à des actions vraiment honorables, données par ceux à qui une saine raison laisse l'envie & la liberté de connoître la vérité, de condamner les mauvaises actions, & d'approuver les bonnes, indépendamment de tout autre intérêt que de celui de favoriser la vertu. La preuve de tout ceci devient sensible à celui qui veut bien faire attention, que tous ceux dont les actions ont pour pour motif l'ambition, l'orgueil, ou le gain sordide, se parent aux yeux du public d'un prétexte, qui ait au moins une apparence de vertu, pour déguiser, autant qu'ils le peuvent, leurs véritables sentimens.

Toutes les sciences, toutes les professions ont une gloire qui leur est propre: ce qui prouve que l'amour du gain n'est pas le seul qui mene les hommes, & qui puisse pleinement satisfaire tout homme ſenſé, qui s'y eſt engagé. Il eſt de la premiere utilité dans chaque nation que la gloire en ſoit la premiere récompenſe. C'eſt elle qui anime, & qui ſoutient ceux qui s'expoſent pour le ſervice de la patrie: il faut abſolument un motif d'honneur aux hommes pour les engager aux grandes choſes, ſurtout lorsqu'il y a des dangers à courir. Un Commerçant, par exemple, doit avoir la probité, l'intelligence, la flexibilité de l'eſprit pour traiter avec toutes ſortes de nations & de caracteres, la pénétration, la prévoyance, la valeur & le courage pour entreprendre des courſes périlleuſes, enfin la bonne foi qui doit régner éminemment dans toutes ſes démarches & ſes actions. L'homme ne fait jamais rien gratuitement; il lui faut donc un objet, & une récompenſe qui le faſſe agir. A quelque uſage que vous mettiez les hommes, ils compteront avec vous. Leur demandez-vous le ſacrifice de leur vie pour le ſalut de leur pays, trouvez un équivalent à leur donner. Vous leur offrez la gloire, ils en ſont charmés; quel bonheur pour la ſociété que d'avoir une monnoie qui lui coûte ſi peu, & qui lui rende tant! L'avantage, l'honneur qui revient à ceux qui ſavent ſe diſtinguer dans la profeſſion des belles lettres, l'utilité que l'État où elles ſont eſtimées & honorées peut en retirer, eſt un puiſſant motif pour engager un homme à ſurmonter les difficultés, la peine & la conſtance néceſſaires dans le travail pour les acquérir, & pour s'y faire un nom.

Mais il faut, je le répete, ſavoir discerner la véritable gloire d'avec la fauſſe; à la premiere n'appartiennent pas l'ambition de Céſar, la révolte de Sertorius, ni les entrepriſes, ou plûtôt les attentats de quantité d'autres fameux perſonnages, qui, par une fauſſe idée de la gloire, & par de vains prétextes, ont eu la témérité de s'expoſer à de grands périls. Leurs ſuccès particuliers ont pu les rendre recommandables; mais en triomphant par l'aveuglement de la fortune, ils ont été cauſe de la ruine & de la déſolation de leur patrie. De tels exemples inſpirent plutôt de l'indignation, que l'envie de leur conſacrer des trophées. La véritable gloire ne s'acquiert que par la bienfaiſance, par la juſtice, & par l'honneur.

Un orgueilleux s'efforce d'amener les autres à lui, & il les en écarte; plus il veut fixer les regards ſur ſa perſonne, plus il les attire ſur ſa vanité. Il croit gagner l'eſtime de tout le monde par la haute idée, qu'il prétend donner de ſon mérite, & tout le monde eſt révolté par l'impreſſion que fait ſa préſomption; il ſe flatte d'avoir ſemé de l'admiration, & il ne moiſſonne que du mépris & du ridicule.

La gloire, il eſt vrai, eſt le bien le plus durable, mais en même tems le plus fragile. A peine peut-on parvenir à une réputation glorieuſe qu'après une longue & conſtante ſuite de belles actions. La malice des hommes, l'envie, la jalouſie, la dureté avec laquelle ils penſent les uns des autres, eſt cauſe que celui qui a eſſuyé de grands travaux pour s'élever à un haut degré de gloire, la perd en un moment par une ſeule action qui efface pour toujours dans le public le ſouvenir des peines qu'il avoit eues à mériter ſon approbation par une ſuite conſtante de vertus. Le chemin de la gloire eſt ſi difficile à tenir, que celui qui s'y engage doit avoir une attention continuelle à ſoutenir ſon propre honneur, l'eſtime & la réputation qu'il s'eſt acquiſes, mais qui peuvent échaper ſi aiſément.

Il faut donc inſpirer aux hommes une ſage & noble émulation, éteindre les mouvemens que l'envie & la jalouſie peuvent exciter. On peut alors goûter ſans reproche, & avec joie le témoignage d'une modeſte & bonne conſcience, mérité par de belles actions; mais il faut pour cet effet ſe tenir en garde contre la préſomption & l'orgueil, ſi capables de ſéduire les plus ſolides eſprits, de leur faire prendre l'ombre de la gloire pour la réalité, de gâter les meilleurs caracteres, de ternir les plus belles actions, & dont cependant les plus grandes ames ont tant de peine à ſe défendre.

La comparaiſon de la brieveté de cette vie avec l'éternité d'une vie morale dans le ſouvenir des hommes, étoit familiere aux Anciens & fut chez eux le motif déterminant pour les plus grandes actions. La philoſophie prétendue chrétienne (*) nous

(*) Puisqu'elle eſt contraire à ce qui eſt dit dans l'Ecriture Sainte: *Videant opera veſtra bona, & glorificent patrem veſtrum qui in cœlis eſt.*

nous fait perdre ce motif si utile à la société. Il est pourtant vrai que l'idée de vivre éternellement dans la mémoire des hommes est une chose qui flatte beaucoup dans le tems que l'on vit réellement. C'est une espece de consolation & de dédommagement de la mort naturelle, à laquelle nous sommes tous condamnés. Ce Ministre d'État, ce riche financier, ce Seigneur de la cour, qui n'ont joui que des plaisirs & de la fortune, périront éternellement; la mort leur enlevera la réputation avec la vie; à peine s'en souvient-on au bout d'un mois, à peine leur nom sera-t-il prononcé. Un homme célebre au contraire, soit à la guerre, soit pour les services qu'il a rendus au public, soit dans les sciences & les beaux arts, n'est plus oublié; sa mémoire est conservée dans les fastes de l'histoire, il vit après sa mort, *post fata superstes.* Ainsi les Grands du monde, pour la plûpart, ne sont que des mortels, & tous le seroient sans les sciences qui en conservent le souvenir. Les grands Écrivains n'ont pas besoin de ce secours; ils s'immortalisent eux-mêmes par leurs propres ouvrages, & leur substance est par conséquent bien supérieure à celle de toutes ces créatures si périssables & néanmoins si fieres.

Stat sua cuique dies; breve & irreparabile tempus
Omnibus est vita; sed famam extendere factis
Hoc virtutis opus.

Virtus clara, æternaque habetur, dit Salluste.
Quique suos memores alios fecere merendo.

Les perſonnes en place, qui n'ont fait que du mal, qui ont été perſécuteurs, qui n'ont accordé aucune protection aux gens de mérite, & aux gens de lettres, ſeuls vrais diſtributeurs de la gloire, & qui ſeuls peuvent former les réputations, ceux-là ſeront ou éternellement oubliés, ou leur mémoire ſera en exécration à la poſtérité.

LIVRE II.

Des maladies particulieres aux Ages, aux Sexes, aux Conditions & aux Nations.

Chap. I.

Des Ages.

Art. I.

De l'Enfance.

Je ne sais si les abus multipliés sur l'éducation des enfans sont plus nuisibles à leurs corps qu'à leurs ames; ce que je sais bien, c'est que le lait des nourrices hasardées, c'est que les langes dont on les enveloppe, c'est que les corps de baleines qui succedent aux langes captivent la nature, la forcent, l'alterent & causent chez les enfans la plûpart des difformités, qu'on est étonné d'y voir; sont la source d'une infinité de maladies, qui ne se décelent que dans la suite, si tant est qu'ils n'en meurent pas dans ce premier âge où la mort en moissonne une si grande quantité qu'on a été obligé de convenir par les calculs, qu'on en a faits, que la vie ordinaire des hommes n'alloit pas à quatorze ans.

Je n'ignore point que les enfans apportent quelquefois en naissant des causes de difformités, de maladie & de mort indépendantes des principes dont j'ai parlé; quelques-uns les doivent à la mauvaise conduite des meres, à des accouchemens difficiles, qui ne s'achevent qu'à leurs dépens, d'autres aux bisarreries de la nature, dont l'action nous est cachée, & le sera toujours; il n'en reste pas moins assuré qu'une multitude d'enfans difformes, infirmes ou morts de bonne heure n'a d'autres causes que celles que j'ai avancées, & sur lesquelles je ne vois pas que le gouvernement ait pris aucun parti, malgré l'intérêt qu'il a à l'accroissement, à la bonne santé, à la population des hommes.

On se plaint du grand nombre des monasteres; on les accuse de nuire à la population: peut-être est-il vrai qu'il y en a trop; il y en auroit moins sans doute, si on n'y laissoit entrer, comme on le devroit, que ceux dont la vocation est bien décidée & à un âge où elle peut l'être; mais cette considération, ne craignons pas de le dire, est bien inférieure à celles du lait des nourrices, des langes & des baleines que j'ai alléguées.

Où les meres ont-elles pris cette coûtume barbare de faire allaiter leurs enfans par des femmes mercenaires, dont elles ne connoissent le plus souvent ni la santé, ni les mœurs, ni les vices ni les vertus? La nature, la raison & la religion leur disent le contraire. La nature (comment a-t-on pu étouffer son cri!) ne leur a pas donné du lait pour un autre usage; n'est-ce pas la révolter que d'employer des moyens bisarres pour le détruire? ne s'en apperçoivent-elles pas par les maladies qu'il leur cause, quand on veut lui frayer un chemin, qui n'est pas le vrai qu'il doit prendre? quel dérangement ne cause-t-il pas dans l'économie animale? quelle analogie y a-t-il, ou plutôt quelle opposition n'y a-t-il pas entre la formation de l'enfant dans le sein de sa mere & ce lait étranger, qui, malgré les principes généraux qui le composent, en a nécessairement de particuliers? Les meres entendent aussi mal leurs intérêts que ceux de leurs enfans; elles n'accoucheroient que tous les deux ans & ne s'épuiseroient pas de bonne heure par des couches précipitées tous les neuf mois, pour lesquelles leur constitution générale n'est pas faite. La raison est aussi contraire à cette malheureuse habitude que la nature; elle nous dit que la premiere nourriture des enfans est une seconde formation, qui détruit presqu'entierement celle qui vient de la mere, & qu'à trois ans il leur reste à peine quelque chose de ce qu'ils avoient en naissant, puisqu'alors ils ont à peu près la moitié de leur crue, de quelque taille qu'ils doivent être un jour. Cet abandon est si déraisonnable, que je ne le conçois pas. Je ne parle pas des accidens sans nombre, qui en résultent. Pleurez sur vous, meres, & ne pleurez pas sur les enfans que la mort vous enleve; accusez-vous d'avoir plongé dans leur sein le poignard qui les tue. Combien d'enfans morts en nourrice des convulſions, des dents, des coliques &c. pour n'avoir pas été ſoignés comme ils devoient l'être: loin de ceux qui leur ont donné le jour, & qui ne s'embarraſſent pas de le leur conſerver, ils ſont livrés à de prétendus chirurgiens de campagne, qui ſont ſouvent plûtôt des miniſtres de mort que de vie, qui ſont appellés trop tard & quelquefois trop tôt.

La religion eſt trop d'accord avec la nature & la raiſon pour ne pas déſapprouver comme elle cette pratique: malgré ſa condeſcendance pour nos foibleſſes, elle murmure tout bas d'une irrégularité à laquelle les meres ne peuvent oppoſer que la conſervation de leur beauté ou de quelques vaines commodités, ſur lesquelles elles ſe trompent encore. Je ne vas pas plus loin; je craindrois de déceler des myſteres d'iniquité, dont je ſuis bien éloigné de les croire toutes coupables. Je ne ſais pourquoi l'Égliſe n'a pas obligé les meres à nourrir leurs enfans, quand elles le peuvent; nous avons des loix qui ne ſont pas d'une ſi grande conſéquence, & qui ne paroiſſent pas mieux fondées.

On a déja déclamé plus d'une fois contre les langes & les baleines, dont on ſurcharge les enfans. Il n'y a qu'à voir langer un enfant & tous les efforts qu'il fait pour ſe débarraſſer des entraves qu'on lui donne, & l'on jugera ſi l'interruption de mouvement dans ſes bras & dans ſes jambes, ſi le ſerrement de ſa poitrine & de ſes côtes ne nuiſent pas à l'ouvrage de la nature, qui veut de l'action, de l'air & de la liberté; je ne dis rien de la façon de langer abandonnée à des femmes & à des filles ſans expérience, ſans raiſon & ſans lumieres; on prend plus de ſoin d'un arbre qu'on a planté que d'un enfant qui vient de naître. Les nourrices ont plus à cœur, par cette manœuvre, leur propre repos que l'accroiſſement de leurs nourriſſons; elles vaquent en attendant à d'autres occupations, & celle qui étoit la mieux payée, la plus intéreſſante pour elles, eſt la plus négligée. Combien ne s'en tiennent pas à cette négligence ſi dommageable, mais deviennent groſſes, & continuent auſſi longtems qu'elles peuvent à donner à ces malheureuſes victimes de leur avarice une nourriture qui devient un poiſon?

Les corps baleinés ſuccedent aux langes, & achevent ſouvent ce que ceux-ci avoient commencé. Les enfans ont beau dire que ces corps les gênent & leur font mal, on les laiſſe crier, & ſous prétexte qu'ils ſont utiles, ce qui eſt abſolument faux, on continue de les eſtropier; encore ſi ceux qui les font étoient d'habiles ouvriers; on en trouve un à peine dans les grandes villes, & la multitude eſt livrée à des tailleurs qui n'ont pas la moindre idée de ce qu'ils font. La forme de ces corps devroit ſuivre les accroiſſemens & les changemens qui arrivent dans la taille des enfans. On ne s'en met pas en peine. Tel enfant porte deux ans le même corps, qui l'a peut-être eſtropié dès le premier jour.

J'avoue que ma digreſſion a été un peu longue & qu'avant que d'en venir aux maladies de l'ame dans l'enfance, je me ſuis trop arrêté à celles du corps; mais les unes ne menent-elles pas aux autres, ou n'y influent-elles pas beaucoup? La foibleſſe ou la délicateſſe des corps, l'embarras des organes, leurs mauvaiſes diſpoſitions ne donnent-elles pas aux ames des enfans des penchans qui deviennent des goûts, & qui finiſſent par être des paſſions? Je n'entrerai point dans le détail immenſe, qui formeroit des tableaux odieux qui n'expoſeroient preſque que des maux & des maux ſans remede. Généraliſons les maladies de l'ame dans l'enfance; bornons-nous à celles qui ſont les plus connues & les plus ſuſceptibles de guériſon. Je les réduis à ſept principales, la gourmandiſe, la pareſſe, l'ignorance, l'erreur, le menſonge, la curioſité & la colere.

La gourmandiſe nait avec les enfans; les beſoins l'inſpirent; elle eſt plus vive dans les uns que dans les autres; le choix de la nourriture la plus commune & la plus ſaine les corrigeroit d'être gourmands, s'il ne les corrigeoit pas de manger beaucoup; mais cet excès auquel ils ſe livrent dépend plus de la qualité de leur eſtomac que de celle de leur ame; il en réſulteroit dans la ſuite, qu'ils s'en porteroient mieux, & qu'ils ne traîneroient pas à leur ſuite une paſſion incommode & ennuyeuſe. C'eſt aux Médecins à dire combien la nourriture recherchée, ſuperflue cauſe de maladies;

& c'eſt aux moraliſtes à prêcher la ſobriété, pour laiſſer à l'ame un uſage plus libre de ſes facultés. En général ceux qui mangent peu, ont une grande ſupériorité ſur ceux qui mangent trop. Oublions-nous à table, diſoit Alexandre, pourvu qu'Antipater ne s'y oublie pas. Que de vices on épargneroit aux hommes, ſi on leur avoit perſuadé de bonne heure le prix de la ſobriété! Perſuade-t-on à cet âge? On ne le croit pas ſuſceptible de perſuaſion, parce qu'on ne l'a pas eſſayé.

La pareſſe, naturelle aux enfans, a bien d'autres ſuites que la gourmandiſe; auſſi eſt-elle plus difficile à déraciner; tout ce qui demande de l'application leur déplait, & ce n'eſt pas merveille; leur ame n'a point d'objet, & l'on eſt éloigné de leur en préſenter d'agréables, les ſeuls pourtant qui pourroient faire quelque impreſſion ſur eux. Ce qu'on leur montre eſt fait pour augmenter leur averſion pour tout ce qui applique; ce n'eſt qu'à force de menaces, de punitions même qu'on en vient à bout. Leur application étant forcée, ils s'occupent plus des moyens de s'en débarraſſer que d'en profiter. La pareſſe augmente ainſi au lieu de diminuer, & nous voyons ſortir des écoles une infinité de jeunes gens plus pareſſeux que quand ils y ſont entrés. C'eſt donc aux maîtres, à la maniere dont ils s'y prennent, aux leçons qu'ils leur donnent, qu'il faut attribuer la pareſſe des enfans; paſſion funeſte qui appauvrit l'État, qui le déshonore, qui nuit aux particuliers, qu'elle ennuie; qui eſt ſouvent une ſource de vices & d'actions malheureuſes. Le travail eſt l'ame de l'univers; il faut tout eſpérer de celui qui en a l'habitude, qui l'aime, qui en fait une partie de ſon bonheur; & tout appréhender des pareſſeux. Combien de familles payent cherement l'indolence, la pareſſe de leurs enfans!

L'ignorance eſt naturelle à l'homme. En naiſſant il eſt une maſſe inerte, mais qui a le mouvement, & qui eſt capable de ſentir. L'expérience ſeule lui apprend à connoître ce qu'il doit aimer ou craindre, ce qu'il doit vouloir on ne point vouloir, les moyens qu'il doit employer pour obtenir les choſes qu'il déſire, & pour éviter celles qu'il doit fuir, parce qu'elles ſont capables de lui nuire. C'eſt avec beaucoup de lenteur que l'homme apprend comment il faut agir, ſe remuer, penſer & juger. C'eſt donc de l'expérience propre, ou dirigée par la nourrice, les parens & les inſtituteurs que l'enfant apprend à devenir homme, à raiſonner, à connoître la vérité & à ſe prémunir contre l'erreur, le préjugé, & à ſortir de l'ignorance totale où il étoit plongé, quand il eſt ſorti du ventre de ſa mere.

L'ignorance de ceux qui ſont chargés de l'éducation phyſique & de l'éducation morale des enfans, eſt la ſource des erreurs des uns & des autres, de leurs préjugés, & des fautes qui en ſont une ſuite. Un enfant ſemble ſucer l'erreur avec le lait: il ne juge d'abord des choſes que par les yeux d'autrui, ſouvent défectueux, ſoit naturellement ſoit accidentellement. Ils inſtruiſent l'enfant, ſuivant leur maniere de voir, & de juger, & combien y en a-t-il qui voient mal & qui conſéquemment jugent très-mal! Le vrai conſiſte à voir les choſes telles qu'elles ſont, à connoître & à leur attribuer les qualités qu'elles poſſedent, à diſtinguer ce qui eſt bon du mauvais, ce qui eſt utile & déſirable de ce qui ne l'eſt qu'en idée, ou en apparence. Les enfans n'étant pas dans ce cas-là, ils ſont ſans ceſſe expoſés par eux-mêmes ou par ceux qui les inſtruiſent à prendre l'erreur pour la vérité; car l'erreur eſt le fruit de l'ignorance & de l'expérience mal dirigée & mal faite. Heureux ſont ceux qui dans la ſuite ſe trouvent diſpoſés à réfléchir, à raiſonner ſur les expériences paſſées, à s'inſtruire par des expériences nouvelles & à ne pas ſe laiſſer gagner au délire de l'imagination, à l'illuſion des ſens & du préjugé, & à ne pas ſe trouver en oppoſition de jugement avec la nature des choſes! Les préjugés ſont des jugemens deſtitués d'expériences ſuffiſantes & de raiſonnemens capables de conduire à la vérité.

Tous les hommes aſpirent au bonheur; mais le plus grand nombre aveuglés par l'erreur & le préjugé s'y acheminent par des routes qui les en écartent. Des nations même entieres, ſont la dupe d'une foule de préjugés dangereux, qui ſont la baſe de leurs opinions ſur les choſes, de leurs inſtitutions, de leurs loix & de leurs uſages, ſouvent contraires à la raiſon, conſéquemment à leur bien-être, & ces erreurs, ainſi que ces préjugés, ſe tranſmettent ſans examen des peres aux enfans.

C'eſt donc faute d'expérience bien faite, faute de voir les choſes dans leur vrai point de vue, que les hommes ſe laiſſent entraîner, & obéiſſent aveuglément au torrent des opinions fauſſes, des préjugés, de la routine & de l'habitude, qui les jette ou les entretient dans une foule d'erreurs qui forment un labyrinthe d'autant plus dangereux, qu'on ne s'en défie pas, qu'on ne ſoupçonne même pas, & duquel l'eſprit le plus ſenſé a tant de peine à ſe tirer.

L'homme, dit-on, eſt un être raiſonnable: oui: mais cela doit s'entendre ſeulement de la faculté qu'il apporte en naiſſant, de ſentir, & de diſtinguer par l'expérience, ce qui lui eſt avantageux de ce qui lui eſt nuiſible, ce qu'il doit aimer, déſirer, rechercher de ce qu'il doit craindre, haïr & fuir. Tout cela eſt le fruit tardif de l'expérience la mieux faite, de la connoiſſance du vrai, de la réflexion & du bon jugement; ce qui ſuppoſe non ſeulement une organiſation bien conſtituée, un tempérament modéré, une imagination réglée, un cœur exempt de paſſions turbulentes, & un eſprit dépouillé d'erreurs & de préjugés; car l'homme dans ſon enfance, montre auſſi peu de raiſon que les brutes: ce n'eſt qu'à force d'expériences, qui ſe gravent plus ou moins facilement dans ſa mémoire, qu'il apprend à connoître les objets, à raisonner sur leurs propriétés rélatives à lui-même, & à distinguer ceux qui retracent en lui les idées du plaisir ou de la douleur.

L'homme ne devient donc ce qu'il est, qu'à l'aide de son expérience propre ou de celles que d'autres lui fournissent. Dans la plus tendre enfance, il semble n'avoir que des idées ou des appréhensions des objets, des images des choses que les sens lui procurent; il commence à penser, il compare ensuite ses idées, il raisonne, il juge, il veut, il agit en conséquence. Mais si par défaut d'organisation, ou par des expériences mal faites, il reçoit de mauvaises impressions, des notions fausses, son esprit sera atteint des maladies de l'erreur, du préjugé; maladies si tenaces, si difficiles à guérir, que de cent mille ames qui en sont attaquées, à peine trouveroit-on quatre personnes qui ne portent ces maladies jusqu'au tombeau. C'est dans l'enfance que l'on contracte les habitudes bonnes ou mauvaises tant de penser & de juger que d'agir; car le moral suit les progrès & la marche du physique. Les nourrices, les parens, les instituteurs ne communiquent que les idées qu'ils ont des choses, & les notions vraies ou fausses qu'ils ont reçues, ou qu'ils se sont formées par l'expérience. Ainsi lorsque dès sa plus tendre jeunesse l'homme, d'après les idées de ses parens ou de ses maîtres, ou de celles qu'il se forme d'après les exemples, il s'habitue à joindre l'idée du bonheur à la parure, à l'argent, à la naissance, au pouvoir, à la domination, il n'eſt pas étonnant qu'il devienne un homme vain, un avare, un orgueilleux, un ambitieux, un méchant homme. La multitude toujours ou très-communément mal inſtruite, juge ordinairement mal des choſes; elle admire quelquefois les plus grands crimes, les injuſtices, les violences les plus criantes, dans ceux qu'elle a appris à regarder comme des héros & des conquérans; tandis qu'un homme raiſonnable, & réfléchi, qui a les véritables notions de la vertu, de la grandeur, & de l'héroïſme, ne voit en eux que des ambitieux & des fléaux de l'humanité. Malheureuſement le vice, les violences, le crime même ſemblent s'ennoblir par le nombre, le rang & l'autorité des coupables.

Les fauſſes notions qui ſont les cauſes des faux jugemens de l'homme trouvent donc leur principe ſoit dans la maniere dont il eſt organiſé, ſoit dans l'éducation qu'il reçoit. Celle-ci donne à l'ame des enfans une mauvaiſe habitude, pour laquelle ils ne ſont pas nés. Leur ſimplicité, leur ingénuité les auroit préſervés du menſonge; la nature les avoit fait vrais, la crainte les rend menteurs. En effet on les punit ſi fortement, & ſi déraiſonnablement pour les plus petites fautes, qu'ils ne ſont occupés que du ſoin & des moyens de cacher leurs actions & leurs démarches, qu'à éviter d'être ſurpris, qu'à inventer des menſonges pour ne l'être pas.

La crainte eſt le moyen auquel ont recours tous ceux qui ſe mêlent d'éducation; ils regardent cette miſérable pratique comme la plus courte & la plus efficace pour retenir les enfans dans le devoir, pour les ſoumettre, pour donner du repos à ceux qui les élevent; c'eſt, ſi j'oſe le dire, la ſaignée, c'eſt le purgatif de la Médecine éducative; maxime malheureuſe, qui engourdit l'ame des enfans, qui énerve leur courage, s'ils en ont, ou qui le prévient, l'éloigne, s'ils n'en ont pas encore! Elle fait plus, elle les habitue avec le menſonge & la fourberie; elle les accoûtume à faire violence à leur ame, qui le leur reproche, & qui ne les en punit pas; elle les conduit inſenſiblement à étouffer les remords, ce cri ſacré de la nature, le plus grand préſervatif de l'innocence; cette loi conſtante, ſi bien gravée dans le cœur de l'homme, que le méchant ne peut jamais jouir d'un bonheur pur dans le monde.

On ſe tromperoit néanmoins ſi l'on croyoit que la conſcience agiſſe toujours d'une façon ſi puiſſante ſur tous les coupables. Elle ne dit preſque rien aux eſprits engourdis; elle ne parle qu'à la dérobée à des êtres frivoles & diſſipés; elle ſe tait entierement dans les orages des paſſions; elle s'oppoſe vainement aux penchans de l'habitude: celle-ci devient un beſoin impérieux qui rend ſourd aux cris de la conſcience. Mais quand les hommes ne ſont pas confirmés dans le vice & le crime, & que le calus de l'inſenſibilité n'eſt pas complet, ils paſſent leur vie à lutter contre eux-mêmes, à ſe faire des reproches, puis à chercher des ſophiſmes propres à dissiper les remords; à rendormir leur conscience toutes les fois qu'elle s'éveille pour les importuner.

Qu'arrive-t-il aux enfans qui s'y endurcissent, & qui n'en sont plus touchés? Au lieu de les conduire par cette crainte, qui produit de si funestes effets, ne vaudroit-il pas mieux leur apprendre avec douceur, que le mensonge est une plus grande faute, que celle qu'ils ont cherché à couvrir, que c'est en mériter le pardon que de l'avouer? On formeroit des enfans, vrais amis de la vérité, moins sujets à se rendre coupables, plus dociles à la voix de la conscience qu'à la crainte du châtiment. Peut-on assez faire valoir à cet âge les utiles effets de cette loi intérieure, dont toutes les autres émanent, qui n'en mérite le titre que par leur conformité avec elle? Les instituteurs devroient la consulter sans cesse & lui soumettre ce code particulier qu'ils se font, & de l'observation duquel ils sont plus jaloux que de tout le reste.

La curiosité des enfans est un besoin naturel de leur ame, comme la gourmandise en est un de leur corps; il faut les conduire avec la même attention, ne proposer à cette avidité de savoir (car c'en est une) que ce qu'il leur convient d'apprendre & de la maniere la moins ennuyeuse pour eux. Ces deux mots disent beaucoup & ne disent rien de trop. On feroit un volume sur ces principes, qui ne sont pas assez connus & encore

moins

moins employés dans l'éducation de l'enfance. On ne leur apprend rien de bon & d'utile, ou on le leur apprend mal. On farcit leur mémoire de fables, de petits vers qu'ils n'entendent pas, & qu'ils récitent comme des perroquets; quoiqu'on ait fait une infinité de choses bonnes à leur apprendre, qui feroient impression sur leur ame, qui y germeroient, & qui produiroient quelques fruits dans leur tems. Si l'on me demande quels sont ces objets utiles dont il faut les occuper, je répondrai que tout ce que les enfans voient, touchent, ou entendent est une source de leçons. On a plutôt fait pour s'en débarrasser, de les livrer à un badinage insipide, ou à une inaction totale d'esprit & de corps; on ne les tire de cet état que pour leur apprendre avec autant de peine pour soi que pour eux, ce qu'on pouvoit leur apprendre en jouant. Pourquoi admettre, dans cet âge tendre, des tems différens pour le jeu & pour l'étude? Tout devroit être instruction agréable: la religion tout au plus, & ce qui la concerne demanderoit un peu plus de sérieux; la grandeur de l'Être suprême en est la raison; ils l'écouteroient, ils s'y rendroient si elle leur étoit présentée comme elle mérite de l'être.

Que produit cette gêne, à laquelle on les contraint pendant l'étude? Ils ont en perspective le tems du jeu; ils en sont tout occupés; leur esprit à la gêne attend avec impatience le moment où ils en seront débarrassés; ils sont distraits, n'apprennent rien, font châtiés, deviennent opiniâtres, obstinés & enfin mauvais sujets.

La plus grande difficulté est, sans doute, de la part des maîtres: elle n'est pas insurmontable; c'est aux parens à la vaincre, à exiger de ceux qu'ils emploient à ce ministere si honorable & si peu honoré, plus d'humanité, plus de douceur, plus de raison qu'ils n'en ont communément. S'ils exerçoient leurs fonctions par amour, ils y trouveroient plus d'agrémens, plus de satisfaction que de peines. Les ménagemens que demandent la délicatesse & la foiblesse des enfans, s'accordent mieux avec cette pratique douce, gaie & humaine, qu'avec toute autre. Ce que les enfans font gaiement ne peut nuire à leur santé, ni à leur accroissement soit moral soit physique.

Mais au lieu de les instruire des vrais moyens qui peuvent les conduire au bonheur auquel tout homme aspire, on ne leur apprend que tout ce qui peut les en éloigner. On gâte leur esprit par de faux principes. A la conduite que l'on tient à leur égard, on croiroit qu'on voudroit leur persuader de n'avoir ni passions ni désirs, & cependant rien n'est si naturel à l'homme; cette tendance qu'il éprouve pour certains objets, cette répulsion pour d'autres, sont dues à l'analogie ou à la discordance qui se trouve entre ses organes & les choses qu'il aime ou qu'il hait. Presque tous les enfans aiment passionnément le lait, les fruits doux, les alimens sucrés, & détestent les choses ameres, parce que les premieres ſubſtances produiſent ſur les houpes nerveuſes de leur palais des ſenſations qui leur plaiſent, tandis que l'amertume y excite une irritation déſagréable.

Ce n'eſt pas cette tendance vers les objets qu'il faut regarder comme une maladie de l'ame, non plus que le déſir de ſatisfaire cette tendance, mais il faut en condamner l'abus dans l'uſage qu'on en fait; car la tendance en elle-même n'eſt pas blâmable. Un inſtituteur ne doit donc pas ſe régler ni conduire les enfans confiés à ſes ſoins, ſuivant les idées des Stoïciens & de beaucoup d'autres moraliſtes, qui ont pris les paſſions de l'homme pour des maladies de l'ame, qu'il falloit totalement déraciner. L'homme a des beſoins naturels; rien n'eſt donc plus naturel que le déſir de les ſatisfaire: né, comme il l'eſt, & fait pour ſentir le plaiſir & la douleur, il ſeroit contre nature & conſéquemment contre le bon ſens de ne pas aimer l'un & de ne pas haïr l'autre.

Mais une vraie maladie de l'ame eſt de ſe faire une fauſſe idée des beſoins néceſſaires à la conſervation de notre être. Les enfans reçoivent de leurs maîtres ces fauſſes idées, les adoptent & les conſervent ordinairement tout le reſte de la vie. On appelle *beſoins* tout ce qui eſt utile ou néceſſaire ſoit à la conſervation de l'exiſtence ſoit à la félicité de l'homme. Les naturels ſont de ſe nourrir, de ſe vêtir, de ſe garantir des injures de l'air; ils ne varient que par les moyens de les ſatisfaire, & c'eſt dans l'uſage de ces moyens ainſi que dans le choix que conſiſte l'abus. A l'homme raiſonnable une table ſimple & frugale ſuffit pour ſatisfaire ſon appétit, qui le ſollicite de travailler à réparer la déperdition de ſa ſubſtance; mais un homme riche, opulent, a appris de ſes parens à ſe faire des beſoins de vanité qu'il faut ſatisfaire par des mets rares & exquis, & ſon imagination pervertie par les inſtructions, par l'habitude, par les préjugés, lui préſente malheureuſement ce prétendu beſoin ſatisfait par le faſte & la ſomptuoſité, comme un bien néceſſaire à ſon bonheur. En quoi peut donc conſiſter notre bonheur? A ſavoir borner ſes beſoins & ſes déſirs, afin de pouvoir les contenter ſans peine. Nos beſoins naturels ſont en ſi petit nombre & ſi bornés! pourquoi fatiguer ſon imagination pour en créer de toute eſpece, & preſque toujours tels qu'il n'eſt jamais poſſible de les ſatisfaire! Plus les beſoins ſont multipliés, plus il eſt difficile de ſe rendre heureux; pourquoi donc multiplier les obſtacles qui s'oppoſent à notre bonheur! Que l'on ſe perſuade une bonne fois, & que l'on travaille ſans relâche à perſuader aux autres que la félicité conſiſte dans l'accord de nos beſoins avec la facilité de les ſatisfaire, en ſuivant toutefois les regles de la modération.

Les parens & les inſtituteurs doivent néanmoins avoir égard à la maniere d'être des enfans tant phyſique que morale: tous n'étant pas conſtitués de la même façon, leurs appétits, leurs passions, leurs besoins varient pour le physique comme leur tempérament, & pour le moral suivant l'imagination, l'état, l'exemple, & variera suivant l'éducation. On ne sauroit donc trop donner de bons principes aux enfans sur le fait des besoins, puisque l'envie & le désir de les satisfaire est le guide qu'ils prendront dans leur conduite; guide aveugle, qui les menera dans des bourbiers ou dans des précipices, dont ils ne pourront se tirer sans repentirs amers. Une imagination enflammée par les exemples, les opinions, les préjugés, les habitudes que l'on trouve établis dans la société, ne gâteront que trop les bons principes que l'on se sera efforcé d'inculquer aux enfans, contre les suites fâcheuses des besoins imaginaires dont les hommes civilisés sont esclaves. Nos besoins font naître nos désirs; l'envie de les satisfaire entraîne dans le vice, souvent dans le crime; est-il donc étonnant que tant de gens soient malheureux & méchans, puisqu'ils se font des besoins, qui les tourmentent sans cesse, comme s'ils ignoroient que le bonheur consiste à ne désirer que ce qu'on peut obtenir sans peine & sans inquiétude.

Quoiqu'au premier coup-d'œil les emportemens de la colere semblent annoncer un grand ressort, une force, une énergie dans l'ame, la plûpart ont attribué cette passion à la foiblesse. Elle suppose en effet une disposition prochaine à l'irritabilité, une mobilité dans les organes qui les rend ſuſceptibles d'être aiſément affectés. Cette irritabilité ſe remarque ſurtout dans les femmes, que la nature a rendues plus ſenſibles, plus foibles, & dès lors plus ſujettes à la colere que les hommes. Pareillement les enfans, dès l'âge le plus tendre, donnent par leurs cris, leurs larmes, leurs trépignemens & leurs convulſions des ſignes peu équivoques de la colere dont ils ſont agités toutes les fois qu'on ne ſe prête pas à leurs caprices. Si les forces répondoient à ſes fureurs, un enfant ſeroit capable d'exterminer ſa nourrice ou ſa mere ſur le refus d'un *bonbon:* peu à peu ſes organes ſe fortifient, il devient plus tranquille; on le châtie de ſes emportemens, qui mettroient quelquefois ſa ſanté, ſa vie & celle des autres en danger; la crainte lui apprend à ſe contenir, il acquiert la raiſon par degrés, & ſe trouve, dans l'adoleſcence, inſenſiblement modifié de façon à pouvoir vivre en ſociété.

Art. II.
De l'Adoleſcence.

L'Adoleſcence eſt trop voiſine de l'enfance pour ne pas participer de ſes maladies. Elle en a une qui lui eſt propre, qui eſt la ſource de ſes égaremens & de ſes malheurs; le nom en eſt ſi agréable qu'on a peine à ſe perſuader que la choſe qu'il ſignifie puiſſe être un mal. C'en eſt un pourtant, & le plus terrible des maux, puiſqu'il produit des effets ſi formidables; l'amour du plaiſir, amour effréné qui enivre l'ame, qui la tourmente, qui la séduit, qui l'entraîne aux fautes les plus grossieres, sous le spécieux prétexte de la rendre heureuse. Je sais qu'il n'est pas le même dans tous les cœurs, qu'il dépend beaucoup du caractere, du tempérament & de l'éducation; je sais aussi qu'il est presque universel. Le monde le croit si bien qu'il regarde l'adolescence comme un tems de fievre, où l'ame n'étant pas à elle-même, n'est pas coupable des excès qu'elle peut commettre en ce genre. Maxime détestable, qui autorise le mal, que la raison condamne, que la loi anathématise. Il faut, dit-on, que jeunesse passe. Hélas! elle ne passe que trop vîte, & quoiqu'elle soit courte, en est-elle moins importante, elle qui fait les habitudes, elle qui est la plus susceptible de bien ou de mal, elle qui est la plus flexible à toutes les impressions, elle enfin de qui dépend le sort du reste de la vie?

On me dira, & on aura raison de me le dire, que le mouvement du sang, qui porte à l'ame ses désirs & même ses fureurs, ne dépend pas de nous, qu'il est involontaire, qu'il est même dans nous malgré nous; on ne me dira pas, je l'espere, qu'on ne peut pas lui en imposer, qu'il est impossible de lui résister, qu'il est supérieur à toutes les autres passions, qu'il n'y a pas de moyen d'en triompher: nous avons des exemples de cette victoire, toute difficile qu'elle est, chez toutes les nations & dans tous les tems; & sans recourir aux regles de la religion, aux maximes de la morale évangélique, dont il n'eſt pas permis de mettre en doute l'efficacité, n'avons-nous pas le travail qui en eſt le remede, & qui tout humain qu'il eſt, devient eſſentiel à cet âge, qui donne le ton à ceux qui doivent le ſuivre. Le travail & le libertinage ne ſe ſont jamais accordés, ils ſe détruiſent l'un l'autre; les Sages ont beau crier que c'eſt l'âge du travail, qu'il eſt impoſſible de conſerver l'innocence ſans ſon ſecours, on ſe moque de leur déciſion; il eſt pourtant démontré qu'il eſt l'ame des vrais plaiſirs, que cet inſtinct que nous avons tous pour le bonheur ne trouve d'accompliſſement que par le travail & dans le travail: j'en appelle à ceux qui l'ont éprouvé; qu'ils s'élevent contre moi, qu'ils me démentent s'ils l'oſent: j'en appelle aux maîtres du monde, que la molleſſe environne, que les plaiſirs vont chercher; qu'ils diſent s'ils en ont de véritables quand ils ne ſe donnent pas la peine de les acheter par le travail.

Un ſecond moyen de guériſon ſeroit la deſtination des jeunes gens à un état qui les fixât; on le recule trop; on les laiſſe languir dans une incertitude qui les perd; n'ayant point d'objet décidé, ils s'en font un du plaiſir; ils s'y attachent quelquefois ſi fortement, qu'aucune conſidération, aucun reſpect pour leurs parens, pour l'ordre de leur famille ne peut les en détourner; ils regardent comme un joug l'état qu'on leur propoſe; ils ſe vantent de jouir de la liberté, comme s'ils ne ſe contredisoient pas par l'esclavage honteux de quelques habitudes, que l'irréligion seule peut avouer. Peres, engagez de bonne heure vos enfans dans des liens sortables à leur condition, si vous ne voulez pas rougir des liens qu'ils se formeront. L'État est aussi intéressé que les mœurs à la réformation de cet abus monstrueux; la population le demande, l'ordre public l'exige, le patriotisme en a besoin. Puissions-nous n'être pas obligés d'en venir à des loix qui fassent honte aux célibataires & à cette multitude de gens oisifs, qui voudroient ériger en profession honnête l'inutilité indécente dans laquelle ils vivent.

Art. III.
De l'Age viril.

L'Age viril renferme trois sortes de gens; ceux qui apportent les vices de l'enfance & de l'adolescence, qui les aggravent au lieu de les corriger, qui passent leur vie à faire des fautes, grandes ou petites, selon que les occasions l'exigeront, ou que leur caractere particulier en décidera; victimes misérables, qui semblent n'avoir reçu une ame que pour l'immoler à leurs passions, la dégrader & l'avilir; inutiles au monde, qu'ils ont scandalisé ou ennuyé, ils ne laissent après eux qu'un souvenir odieux de ce qu'ils ont été.

Quelques-uns diamétralement opposés à ces derniers ne gardent rien de leur premier âge, abjurent les habitudes de leur éducation, s'élevent eux-mêmes & deviennent ces hommes rares, que leurs talens, leurs vertus & leurs exploits rendent des modeles respectables dans les divers états qu'ils embrassent, font honneur à leur patrie, à l'humanité, à la religion & à la profession qu'ils ont choisie. Ces deux sortes d'hommes participent peu aux maladies de l'âge viril; ce n'est que de celles-là que je veux parler ici. L'intérêt & la vanité sont les passions généralement dominantes à cet âge, contraires à la santé de l'ame dont il s'agit.

L'intérêt est la premiere qui se fasse sentir; il est d'abord fondé sur la raison, & alors il n'est que légitime; il s'accroît par la nécessité prétendue du luxe qui l'entraîne à des dépenses auxquelles on ne peut suffire & qu'il faut remplacer par des moyens qui répugnent à la probité. Il est tout simple qu'après la fougue des passions, le premier retour de l'ame sur elle-même soit d'aviser à sa fortune; une charge, un établissement, un mariage exigent des réflexions; on ne veut pas mettre au monde des malheureux; on épargne pour eux; on est attentif à sa dépense, on la mesure sur son revenu, on cherche à augmenter son bien par de bonnes voies; jusques-là l'ame est en sollicitude, mais elle ne souffre pas; elle s'acquitte du devoir que lui impose son état. Qu'il y en a peu qui s'en tiennent-là! Bientôt & presque toujours cet intérêt se fait sentir comme un tyran, qui demande des sacrifices de toutes les sortes; l'amour de l'argent croît à mesure que l'argent croît lui-même;

plus on en a, plus on veut en avoir; c'eſt une liqueur empoiſonnée qui irrite la ſoif au lieu de l'éteindre. Que d'actions il ſuggere qu'on ne peut enviſager qu'avec horreur! Il fait les traîtres, les prévaricateurs, les mauvais juges, les fils ingrats &c. Heureux le peuple chez qui le luxe a des entraves. L'impoſſibilité de dépenſer prévient la penſée d'acquérir plus qu'il ne faut. Ceux qui amaſſent pour enfouir ſont en petit nombre; on veut de l'argent pour ſatisfaire ſes paſſions, on ſait qu'elles lui ſont ſoumiſes; on n'a ſacrifié à l'argent que pour le ſacrifier lui-même à ſon tour à des choſes auſſi viles & plus honteuſes que lui; c'eſt l'intérêt qui fait ces joueurs de profeſſion ſi dangereux & ſi rarement gens de bien. Il étoit réſervé à notre ſiecle de voir dans tous les états triompher l'intérêt, y produire des fourberies, des déprédations, des vexations, des baſſeſſes, dont on a autant de peine à concevoir l'étendue que la poſſibilité; il briſe le frein des loix, il aveugle ceux qui ſont établis pour les ſoutenir; il imagine des moyens inuſités de les enfreindre avec impunité; il aiguillonne les lâches, il anime les pareſſeux, il corrompt les mœurs, il veut ſervir de regle & de meſure à tout; il s'eſt gliſſé dans le champ même de l'honneur, cet honneur ſi cher à la nation, a quelquefois fléchi devant un ennemi qu'il avoit coûtume de ſubjuguer & d'immoler ſi ſouvent à la moindre lueur de la véritable gloire. O vous qui l'aimez encore, cet honneur, qui en donnez des preuves éclatantes par le désintéressement qui vous caractérise, ne vous lassez point de le faire valoir; le beau feu qui vous anime, effacera peut-être quelque jour le vain éclat, que donne l'intérêt, & qu'il ne cesse de faire briller aux yeux pour les fasciner.

La vanité est un défaut attaché à la jeunesse; mais elle est aussi la seconde passion qui domine l'âge viril, & qui tourmente l'ame qu'elle obsede; j'en ai déja parlé dans les maladies de l'ame en général; elle a son siege particulier ici; elle y éclate sans ménagement & toujours faussement; tantôt c'est pour soutenir son rang, que la simplicité, que la modestie & & que la sagesse peuvent seules décorer & soutenir; tantôt c'est pour faire briller ses enfans, qui tirent toujours plus d'eux-mêmes leur vraie gloire que de l'affectation des peres à leur en procurer. La vanité n'est susceptible d'aucune excuse; on est toujours coupable d'être vain; on en est puni intérieurement par la fatigue que donne la vanité & par les déboires qu'elle fait essuyer à tout moment; elle ne réussit qu'auprès des sots, qui se lassent tôt ou tard d'être humiliés par les hommes vains, qui les avoient séduits; la peine qu'ils éprouvent alors est fort au dessus de la satisfaction qu'ils avoient eue de leur en imposer; la façon dont ils se présentent, le ton qu'ils prennent, les louanges indiscrettes qu'ils se donnent, les annoncent pour ce qu'ils sont. Si vous doutez de leurs prétentions, essayez de ne leur en point accorder, & vous verrez à découvert le chagrin & l'humeur prendre la place de cet air insolent qu'ils croyoient leur assurer un triomphe. Les professions de la vie contribuent encore plus ou moins à cette misérable passion. La rivalité est établie entre ceux d'un même état, & cette rivalité n'a d'autre principe que la vanité; les Auteurs y sont plus sujets que les autres. Les guerres qu'ils se font déshonorent leur profession; elles sont de tous les tems. Elles n'ont pourtant jamais été si vives qu'à présent; il n'y a pas jusqu'à la philosophie, qui n'ait donné son spectacle. Oserions-nous le dire? La religion, dont l'essence est charité, a vu ceux qui s'en disent les soutiens, se déchirer scandaleusement les uns les autres & ne persuader que trop aux spectateurs que la vanité seule étoit leur objet. Quels noms odieux ne se sont-ils pas donnés? N'ont-ils pas embrasé l'État du feu de leurs disputes? Anges de la paix, venez, non pas avec le glaive de Dieu pour les détruire comme ses ennemis, car ils le sont par leur conduite; mais pour leur inspirer de vivre en freres, de se supporter mutuellement, de se réunir dans l'objet essentiel de leur hommage, de n'avoir qu'un cœur & qu'une ame, malgré la diversité de leurs opinions, pour rendre à Dieu le culte qu'il aime & qui peut seul les rendre agréables à ses yeux. Société! à qui la vanité & l'orgueil avoit fait prendre le nom de *Société de Jésus*, qui vouliez dominer partout,

& chez laquelle les moyens les plus injustes passoient pour légitimes, dès que vous les croyiez propres à vous conduire à ce but, de quels forfaits cette passion malheureuse ne vous a-t-elle pas rendue coupable? Oui, c'est la vanité, c'est l'orgueil, c'est l'ambition qui a précipité votre ruine, après avoir causé celle de tant d'autres.

La vanité au reste a plusieurs branches, qui constituent d'autres maladies relatives à elle & qui n'existent que par elle. Le point d'honneur en est une singuliere, & presque toujours la honte de la raison. Que ne lui immole-t-on pas? On est plus jaloux d'un titre que d'une vertu; on se tient pour déshonoré d'un geste, d'un mot, d'une distraction; celui qui en est coupable, n'a pas le courage de les réparer, quoiqu'il en ait assez pour se couper la gorge avec celui qu'il a offensé souvent sans le vouloir; c'est un déraisonnement qui n'est pas explicable & qu'on s'efforce envain d'autoriser. Quelle désolation cette fureur a portée dans les familles, dans l'État! la vanité est une idole qui a plus de martyrs que le vrai Dieu. La haire & le cilice n'en sont pas exempts; elle attaque les cloîtres & les solitudes; elle va troubler le repos de ces ames, qui l'avoient cherchée dans l'abnégation, dans le mépris des vanités du siecle. L'inconséquence en est monstrueuse & ne corrige pas mieux celles qui en sont les victimes infortunées.

Horace a dit : (*) Dans l'âge viril, l'esprit plus formé change d'affections ; l'homme travaille à acquérir des richesses & des emplois honorables, à se faire des amis ; il se tient sur la réserve dans toutes ses actions, est attentif sur ses paroles, & prend bien garde de ne rien dire ni faire dont il ait lieu de se repentir.

Dès l'âge le plus tendre, l'éducation semble se proposer d'affoiblir le corps des enfans, & de leur gâter l'esprit & le cœur par des idées fausses, par des passions dangereuses, & surtout par des vanités que trop souvent tout contribue à fixer chez eux pour toujours : l'éducation subséquente, au lieu de détruire les impressions mauvaises qu'ils ont reçues de leurs nourrices, des gouvernantes & des domestiques auxquels ils ont été abandonnés, les confirme pour l'ordinaire, & les rend habituelles & permanentes. Comment des parens ou des instituteurs, imbus eux-mêmes d'erreurs, de préjugés, de passions, de folles vanités, songeront-ils à rectifier ou à corriger les vices de la premiere éducation ? Comment des peres & meres remplis de l'orgueil de la naissance, rongés d'ambition & de l'amour des richesses, épris des extravagances du luxe & de la mode, travailleroient-ils à anéantir dans l'esprit de leurs enfans les idées fausses qu'on leur a données dès l'âge le plus tendre ? L'é-

(*) . . . *Conversis studiis, ætas animusque virilis*
Quærit opes & amicitias, inservit honori.
Commisisse cavet quæ mox mutare laboret.

ducation n'eſt pour l'ordinaire, que l'art d'inſpirer les paſſions & les folies dont les hommes faits ſont eux-mêmes tourmentés.

A l'éducation dont nous venons de parler, & aux exemples domeſtiques, ſouvent très-dangereux, vient ſe joindre par la ſuite, l'opinion publique communément très-viciée: en ſortant des mains de ſes parens & de ſes maîtres, le jeune homme ou la jeune fille ne ſont frappés dans le monde que d'exemples pervers, n'entendent que des maximes fauſſes, trouvent que la conduite de ceux qui les entourent eſt dans une contradiction perpétuelle aves les bons principes qu'on a pu leur enſeigner: dès lors ils ſe croient obligés de *faire comme les autres*: ils ſuivent le torrent qui favoriſe leurs paſſions, & renoncent à des maximes, qu'ils enviſagent comme capables de les faire paſſer pour ridicules, ou ſinguliers, & qui leur fermeroient le chemin de l'ambition & de la fortune.

La fougue des paſſions de diverſes eſpeces emportent les jeunes gens; s'ils n'ont pas reçu les principes de l'équité, de la juſtice, de la modération; ſi on ne leur a pas perſuadé que l'intérêt perſonnel doit toujours être ſubordonné à l'intérêt général, que le bonheur de l'homme ne conſiſte pas à ſatisfaire aveuglément ſes paſſions, mais à les diriger de maniere à les faire contribuer au bonheur des autres, il ſe trouvera ſouvent dans le cas du repentir. Mais il lui eſt bien difficile de mettre en pratique ces maximes, dans l'âge viril,

lorſ-

lorſque celles qu'on lui a inſinuées dans ſa jeuneſſe, ſont contraires, & faites, ce ſemble, pour favoriſer tous ſes travers. On interprête ce que nous avons rapporté d'Horace dans un ſens oppoſé à celui de cet Auteur, qui eſt conforme à la plus ſaine Morale, qui dit à un homme de cœur d'être juſte, de ne nuire à perſonne, s'il veut ſe faire de vrais amis; de ne marcher à la fortune que par le chemin de la vertu; de n'ambitionner les places honorables que pour s'y ſignaler par des bienfaits, pour protéger la vertu & reprimer le vice; de placer ſon honneur dans les bonnes & belles actions, de préférer cet honneur aux moyens injuſtes, bas, & criminels qui pourroient lui procurer une fortune plus brillante, un avancement plus prompt, la faveur du Prince & de ſes Miniſtres. Le Grand & le Courtiſan ont reçu de leurs peres & meres, de leurs inſtituteurs des inſtructions diamétralement oppoſées, & s'y conforment, pour le malheur de la ſociété. Ils ne connoiſſent que la volonté du Maître; qu'elle ſoit, leur dit-on, toujours juſte à vos yeux; ne lui réſiſtez jamais; ſacrifiez-lui le véritable honneur, qui n'eſt rien, s'il ne conduit à la puiſſance, au crédit, aux richeſſes, auxquels votre rang doit vous faire prétendre; l'unique honneur pour vous eſt d'être favoriſé du Prince; apprenez qu'un bon courtiſan doit être *ſans honneur & ſans humeur*. La nobleſſe tranſmiſe par les aïeux doit ſuffire pour parvenir à tout: vous n'avez beſoin ni de ſcience, ni de vertu; ces choses nécessaires à l'avancement de quelques citoyens obscurs, ne sont nullement nécessaires à celui que son nom seul & ses intrigues doivent porter au faîte des grandeurs & de la fortune. Un Militaire fait taire les principes de l'équité naturelle devant les ordres inhumains & cruels d'un chef, qui obéit lui-même en aveugle à la volonté d'un Despote injuste; il n'écoute ni les loix de la justice, ni les cris de la pitié, ni les gémissemens de sa nation même; il s'élance les yeux fermés, sur ses amis, comme sur ses ennemis. Tels sont les principes que l'on inspire à des esclaves destinés à retenir d'autres esclaves dans les fers.

Il n'est point de citoyens à qui l'instruction, la science, les talens & la vertu soient plus nécessaires qu'aux Grands & aux Nobles, & il n'en est point qui s'y adonnent si peu. Destinés cependant par état à régler le sort des nations, appellés aux conseils des Rois, faits pour commander les armées, & pour soutenir les Empires, combien ne devroient-ils pas amasser & se pourvoir de connoissances dans tous les genres! Mais par une fatalité trop commune, ces hommes nés, ce semble, pour diriger les autres, méprisent, ou font peu de cas, dédaignent même d'acquérir ce qui leur est indispensable. On croiroit que le Militaire s'imagine que sa profession n'exige de lui que de montrer du courage & de braver la mort. C'est en effet le devoir d'un Grenadier; c'est celui d'un Chef; mais celui-ci ignore donc que la guerre est un art, qui suppose de grandes connoissances, de l'expérience, des réflexions, & quelquefois le génie le plus étendu. La rareté des grands Généraux ne prouve-t-elle pas suffisamment la difficulté de leur état? Non, non, ce n'est pas à la toilette des Graces, aux sacrifices de Cythere, à la suite de Bacchus, que l'on apprend à tracer des campemens, à discipliner des soldats, à conduire des troupes, à déployer des bataillons pour la défense de sa patrie; ce n'est pas là le chemin de la gloire, au temple de laquelle on ne parvient que par des actions dignes d'elle. Sans lumieres, le courage n'est proprement qu'une étourderie, une férocité. L'ignorance, malheureusement trop commune parmi le Militaire, loin de le conduire à la gloire, le couvrira toujours de honte & même d'ignominie. Suivre sans réflexion la routine du service; se battre en aveugle, quand les Chefs l'ordonnent; végéter dans l'oisiveté d'une garnison; languir dans un ennui, qui n'est diversifié que par le désordre & la débauche: telle est à peu près chez plusieurs nations, la vie machinale & fastidieuse dans laquelle la plûpart des Militaires croupissent jusqu'à leur vieillesse, qui bien loin alors de les faire considérer, les rend très-méprisables & malheureux, pour avoir négligé d'amasser des connoissances que l'étude, la méditation & la réflexion peuvent fournir. „Avec la seule pratique sans théorie, dit Mr. de Puisegur, dans son Art de la Guerre, on aura beau monter des tranchées, on ne ſaura pas pour cela conduire une attaque devant une place, non plus que ſe précautionner contre des ſorties: on ſe ſera trouvé dans beaucoup de circonvallations, & l'on ne ſaura pas les faire; on aura de même été dans des armées d'obſervations, & vu faire tous les mouvemens pour couvrir un ſiege & l'on ne ſaura pas les diriger.»

Un Militaire ſans lumieres ſe croit un Héros quand il a blanchi ſous le harnois de Mars, & s'imagine que tout le monde doit le regarder comme tel; mais les gens qui ſavent eſtimer les choſes ce qu'elles valent, en penſent bien autrement. On n'eſt point tenté de répandre des bienfaits ſur des prétendus Héros en effet automates, qui n'ont eu de mouvement que par les reſſorts que d'autres ont dirigés, & qui ſont devenus inutiles. Alors aigri par l'infortune, rebuté par l'inefficacité de ſes pourſuites, il ſe répand en plaintes dans les ſociétés qu'il ennuie; incommode à tout le monde, ſes infirmités l'accablent, & terminent dans la miſere, une vie qu'il eût été plus avantageux pour lui de perdre dans les combats. Les qualités du cœur & de l'eſprit peuvent ſeules mériter une conſidération qui dure juſqu'au tombeau.

A cette maladie de l'ame du Militaire, le peu d'envie de s'inſtruire ſérieuſement de ce qu'il lui ſeroit le plus néceſſaire de ſavoir & de pratiquer, ſe joint celle du préjugé de ſon état, qui lui perſuade que ſa profeſſion eſt la plus relevée, la plus reſpectable par elle-même, & la plus digne des égards

& de la confidération que l'on doit aux grandes ames, aux ames généreufes, aux fervices réels rendus à la patrie. Cependant fouvent dépourvu de lumieres, de fcience & de mœurs, on voit le Militaire porter dans la fociété civile la morale des garnifons, des camps & des armées. Cette morale, d'ordinaire peu délicate fur tout le refte, fait confifter le mérite dans une férocité facile à ranimer, dans une rudeffe habituelle, ou dans une fatuité qui ne préviennent pas en faveur des guerriers, & qui rendent leur commerce fufpect & dangereux. Mais le vrai mérite d'un Noble & d'un Guerrier confifte à fe mettre en état de défendre avec courage les perfonnes & les poffeffions de fes compatriotes furtout, contre l'ambition & les rapines de ceux qui voudroient les envahir; à s'attirer la confidération publique par une conduite honnête & réguliere; à mériter par fes belles actions, les honneurs, les grades, les récompenfes, qui ne font dûs qu'aux talens utiles, & aux fervices réels rendus à la patrie ou à fes alliés. Leur rang, leur profeffion les engagent donc à donner l'exemple de l'équité, de la vraie force, de la magnanimité, de la générofité & de l'amour du bien public. Mais obéir en aveugle eft prefque tout ce à quoi fe réduit la morale de l'homme de guerre. Il eft vrai qu'elle eft néceffaire dans des camps & des armées; dans les villes, ou dans la fociété, elle ne feroit des guerriers que de pures machines, des inftrumens abjects, qui, dans les mains d'un despote, ou d'un tyran, anéantiroient les loix, sous la protection desquelles dorment paisiblement les citoyens. Cette obéissance est louable dans le simple soldat, qui se met aux gages de la mort pour ne gagner que de quoi vivre misérablement aux dépens de sa vie; elle est louable, parce qu'il est supposé manquer de principes & de raisonnement, incapable de se former des idées de justice, & de se bien conduire par lui-même. Un homme généreux n'est pas un automate; une telle obéissance dans le commerce ordinaire sembleroit dégager le Noble militaire en grade, de tout lien envers sa nation; il cesseroit d'être citoyen pour devenir un satellite, un mercenaire, un esclave, un vil instrument dont se serviroit un méchant Prince, pour satisfaire ses caprices aux dépens de l'équité, des loix & du sang de ses propres sujets.

A voir les personnes dont les armées sont composées aujourd'hui, on jureroit que l'état militaire, dont la base & le fondement devroit être la magnanimité, le courage & toutes les belles qualités des grandes ames, est au contraire le principe des qualités opposées. Hé comment cela ne seroit-il pas? La vanité, l'étourderie, le libertinage, la paresse, le désir de jouir d'une licence presqu'impunie, sont les motifs ordinaires qui portent une jeunesse inconsidérée à la profession des armes; la raison, la réflexion, l'équité, la vertu, le désir de l'estime & de la considération publiques peuvent-ils entrer dans l'esprit des guerriers de cette trempe? Comment feroient-ils impreſſion ſur des ſoldats groſſiers, ou dont on cherche à faire des automates, des marionettes, qui ne doivent avoir de mouvemens que ceux qu'on leur imprime; des gens choiſis pour l'ordinaire parmi les fainéans, les vagabonds; des gens *ſans feu ni lieu,* ſouvent même les malfaiteurs & la plus vile canaille, trop heureux dans leur eſclavage, de trouver le moyen de ſe ſouſtraire à l'indigence, ou aux châtimens qu'ils ont merités? Ces armées courageuſes des Grecs & des Romains, dont les grands exploits ſont conſignés dans l'hiſtoire, avoient pour Généraux & pour Chefs des légions, des hommes déſintéreſſés pour eux-mêmes, inſtruits, guidés par la paſſion de bien faire, & d'acquérir de la gloire: les ſimples ſoldats étoient des citoyens honnêtes, des cultivateurs, des propriétaires que l'amour de la patrie animoit; qui, la guerre terminée, retournoient à leurs foyers jouir des douceurs de la paix, & des louanges qu'ils avoient méritées de la part de leurs concitoyens, pour les avoir vaillamment défendus contre leurs ennemis.

Faute d'équité, de raiſon, de ſcience & de connoiſſances relatives à ſon état, on déchoit toujours de la conſidération qui y eſt attachée. On ſuppoſe que des perſonnes bien nées, ont été bien élevées, c'eſt à dire, ont reçu de leurs parens ou de leurs inſtituteurs des principes d'honneur, des ſentimens généreux, une ambition noble, des qualités eſtimables, un eſprit & un cœur ſoigneuſement cultivés pour leur bonheur & celui de la société. Lorſque ces diſpoſitions manquent aux Nobles, ils rentrent dans la claſſe des hommes du commun, capables de nuire aux maîtres qu'ils ſervent, à ceux ſur lesquels ils ont de l'autorité & aux peuples dont ils devroient prendre la défenſe contre la tyrannie & les vexations des méchans.

Trop ſouvent la hauteur ne quitte point la Nobleſſe au ſein même de l'indigence. Mais ſi elle doit ſe reſpecter dans quelque poſition qu'elle ſe trouve & toujours être ambitieuſe de l'eſtime des autres, devroit-elle confondre ces ſentimens louables avec une vanité puſillanime, inquiete, jalouſe; avec une indolence honteuſe, une crainte futile de ſe dégrader par la fréquentation de gens d'honneur d'un état moins relevé? Le préjugé qui ſubſiſte malheureuſement encore, fait que chez bien des nations tout Noble ſe croit, par l'unique droit de ſa naiſſance, fondé à dédaigner d'autres emplois honorables que dans le militaire; combien en voit-on dans toutes les conditions ſe faire un ſot devoir de ne pas fréquenter ceux que le préjugé ſemble avoir placés au deſſous d'eux? Ce préjugé pitoyable rend ſouvent injuſte, inſociable, déſagréable & incommode à tous ceux que le hazard n'a pas ſi bien ſervis. Il faut être ſingulierement dépourvu de mérite perſonnel, pour attacher tant de valeur à un pur accident! Il eſt vrai que par la nature & par les conventions ſociales les hommes ne ſont point égaux, & qu'ils ont tous beſoin les uns des autres; mais pour que les loix établies ſoient équitables, elles ne doivent pas mettre au même niveau & ſur la même ligne l'homme inutile ou méchant & le citoyen utile & vertueux. Mais on ne mérite d'être diſtingué de la foule que par la nobleſſe, la grandeur de ſes ſentimens & ſes propres vertus. Il faut prouver la nobleſſe de ſon origine non par les titres & la gloire de ſes ancêtres, mais par des ſentimens & des actions nobles, par une façon de penſer & une conduite dignes d'eux. Si vous n'avez pas toutes ces qualités, trouvez bon, car vous le méritez, d'être traité comme ce plébéien que vous avez la cruauté ou plutôt la folie de dédaigner & de mépriſer. Le Noble qui par état eſt le défenſeur de ſon pays, le Grand qui aide de ſes conſeils le Souverain, le Magiſtrat qui conſacre ſes veilles au maintien de la juſtice & du bon ordre, ceux qui ſont prépoſés pour inſtruire les autres, ſont des citoyens juſtement diſtingués, & qui ne doivent pas être confondus avec le citoyen obſcur qui ne rend pas les mêmes ſervices à la patrie; car le rang annonce une ſupériorité de vertus, de talens, d'expériences à laquelle le reſpect & la conſidération ſont dûs, conſéquemment des titres, des rangs, des honneurs qui empêchent de les confondre avec le commun du peuple, & leur tiennent lieu de récompenſe. Loin donc de nous cette philoſophie mécontente & jalouſe, qui voudroit anéantir tous les rangs, ſous prétexte de ramener le regne d'Aſtrée; ſon égalité de condition dans des sociétés civilisées est une égalité chimérique, qui ne subsista jamais, même chez les Sauvages.

Le Financier ne reconnoît guere d'autre Dieu que la Fortune: la justice, l'humanité, la pitié, la commisération, la modération dans ses désirs, la modestie, le louable usage des richesses lui sont inconnus, ou sont du moins bannis de son cœur. Il est dur envers les malheureux, & toujours occupé des moyens de s'engraisser de leur sueur & de leur sang; hautain & fier de ses richesses, acquises trop souvent par ses vexations & ses rapines, il sacrifie tout sentiment honnête & généreux au désir d'augmenter sa fortune. Il marche, tête levée, au milieu des victimes de ses extorsions, faites abusivement à l'abri de l'autorité du Prince qui l'emploie; & fait trophée avec ses semblables, de son esprit malheureusement trop ingénieux à colorer ses rapines du prétexte du bien public, des besoins de l'État, ou des ordres du Prince. Il est bas & rampant devant ses protecteurs, & n'est généreux qu'à leur égard, ou pour insulter à l'indigence par ses repas somptueux, par l'étalage & la parade qu'il fait de ses richesses, en les prodiguant pour satisfaire ses caprices insensés, ses folles passions, ou son ambition démésurée.

L'homme riche ressemble beaucoup au Financier; ses richesses, souvent amassées par l'injustice, le mettant en état de satisfaire à peu près tous ses désirs, il se livre à des mœurs peu honnêtes, &

dépourvu de ſentimens de bienfaiſance, il diſſipe follement ſes tréſors en débauches de toute eſpece, en parures, en extravagances, pour diſtraire l'ennui, qui l'accompagne partout; parce qu'il n'a jamais éprouvé la ſatisfaction que l'on trouve à faire du bien, à s'occuper avec ſoi-même & avec les objets innocens que la nature préſente ſans ceſſe à nos yeux, enfin à ſentir la félicité pure que la vertu procure à ceux qui ont appris à la goûter.

Quelqu'un ſe deſtine-t-il à la Magiſtrature? il doit ſavoir que cet état eſt de rendre la juſtice à ſes concitoyens, d'en gagner la confiance par ſa droiture, ſon équité, ſon déſintéreſſement & par ſes mœurs honnêtes, décentes & pleines d'urbanité. Mais combien en voit-on mettre dans les mains de Thémis, deux balances, l'une pour le riche, l'autre pour le pauvre; ſe livrer à l'appas des richeſſes, aux caprices de la tyrannie, à la ſéduction de la faveur & de la beauté, aux violences du pouvoir?

Les gens ordinaires mépriſés par les Grands & par les riches, tyranniſés & comme abrutis par les vexations, par l'ambition de s'y ſouſtraire, & de ſe ranger à leur niveau, perdent les ſentimens d'honneur, oublient l'honnêteté des mœurs & les charmes de la vertu.

Dépravé par l'exemple de ceux qui ſont au deſſus de lui, & par défaut d'éducation, l'homme du peuple devient méchant & peu capable d'inſpirer à ſes enfans des ſentimens d'honneur & d'honnêteté qu'il n'a pu acquérir par lui-même, & que ses parens malheureux ne lui ont point transmis. Ce qu'on appelle en général *le peuple* est un animal composé de plusieurs autres, un monstre ingrat, cruel, chagrin, envieux, inconstant, parce c'est un assemblage de sots, de vauriens, de gens perdus d'honneur; une étincelle capable d'exciter un grand incendie, lorsqu'elle est soufflée par un esprit séducteur, ambitieux & méchant; propre également à produire le plus grand bien, quand il est conduit par un homme sage, prudent, qui sait mettre en jeu les ressorts que lui offrent l'éloquence, la fermeté, la confiance, la bienfaisance & la vertu, toujours respectée, même par les libertins.

Envain donc la philosophie présente aux hommes une morale humaine, fondée sur les avantages sensibles que la vertu procureroit dans la vie présente: les passions effrénées des Grands & des riches, la corruption des Cours, la débauche des petits, les empêcheront toujours d'envisager leurs véritables intérêts, leurs vrais rapports, & leurs devoirs les plus essentiels à la vie sociale. Ces préceptes tirés de l'essence même des différentes conditions & des différens états de la vie seront des remedes inutiles & inefficaces, pour tous ceux qui n'ont pas le germe inné de la philosophie, l'amour de la vertu, & l'ame assez tranquille pour les méditer, & connoître tous les avantages, qui résulteroient de leur pratique. Cependant la philosophie ainsi que la religion, n'ont pour but &

pour fin que de montrer à tous les hommes, de quelque condition qu'ils ſoient, les devoirs que la morale la plus ſenſée & la plus raiſonnable leur preſcrit envers eux-mêmes & envers leurs concitoyens, comme les ſeuls & uniques moyens de mériter l'eſtime, la conſidération, l'affection & les reſpects qui ne ſont dûs qu'à la bienfaiſance, à l'équité, à la nobleſſe des ſentimens, & de ſe procurer par une conduite ſoutenue & conforme à ſes préceptes, la félicité & le bonheur auxquels tous les hommes aſpirent.

Sans doute Platon connoiſſoit à l'inſpection de la phyſionomie ce germe inné dont je viens de parler, puiſque l'hiſtoire nous apprend qu'il conſidéroit attentivement tous ceux qui ſe préſentoient pour écouter ſes leçons de philoſophie, & qu'après les avoir bien conſidérés, il n'admettoit que ceux en qui il croyoit voir des diſpoſitions à cette étude, & conſeilloit aux autres de s'occuper d'une étude plus conforme à leurs inclinations & à leur caractere. Platon auroit pu leur indiquer l'étude qui leur convenoit, ſi, comme Ariſtote, il jugeoit du naturel & des inclinations des hommes en conſidérant leur phyſionomie.

La plûpart des hommes ſont bienheureux d'avoir reçu de la nature un air noble, un port majeſtueux, & une phyſionomie prévenante! J'ajouterai ici quelque choſe, comme pour ſervir de ſupplément à mon Traité de la connoiſſance de l'homme moral par celle de l'homme phyſique.

Tous les hommes ſont phyſionomiſtes à cet égard. Lorſqu' Ulyſſe fut jetté nud par la tempête ſur le rivage des Phéaques, le peuple y accourut en foule. Son air noble, ſpirituel, & ſans décoration, le fit reſpecter de tous ceux qui le conſidérerent, quoique nud. Il eſt d'uſage chez les barbares, dit Quinte-Curce (liv. 6.), de reſpecter les hommes de belle phyſionomie & de grande apparence, parce qu'ils les regardent comme ſeuls capables d'entreprendre & d'exécuter de grandes choſes. Suétone dit de l'Empereur Tite, que dès ſon enfance il parut favoriſé des dons de la nature; qu'on le voyoit ſur ſa figure, qui ne fit que croître & embellir avec l'âge, & en fit un Prince des plus accomplis. Cicéron (dans ſon Parfait Orateur,) parle de deux ſortes de beautés; l'une mâle, qu'il appelle dignité; l'autre féminine, qu'il nomme grace. Combien, dit-il, a de force l'art de la parole aidé d'une phyſionomie pleine de graces & de dignité? On dit du grand Pompée qu'il gagnoit les cœurs & le reſpect de tous ceux qui le voyoient, parce que la nature avoit imprimé ſur ſon front un air de dignité & de douceur, & dans tout ſon maintien une contenance agréable. Quoiqu' on le diſe ordinairement du front, c'eſt cependant aux yeux que l'on doit l'attribuer. Car les yeux louches ou tournés de quelque façon que ce ſoit, ou myopes, ou presbytes bien décidés, donnent un regard, qui défigure la phyſionomie, & qui fait ſouvent tort à ceux qui ont ces défauts, dans l'eſprit des perſonnes qui ne les fréquentent pas habituellement. Peut-être eſt-ce conformément à l'idée qu'avoient les Anciens des borgnes & des louches : ſuivant ce diſtique latin,

Crine ruber, niger ore, brevis pede, lumine lœſus;
Rem magnam prœſtas, Zoïle, ſi bonus es.

Il eſt vrai que les yeux ſont le miroir où l'on voit l'ame à découvert; & quil n'y a rien dans l'homme de ſi varié, ſuivant le tempérament de la perſonne, ou ſelon les différentes paſſions qui l'agitent. Tite Live, (Décad. 1. liv. 7.) dit que les Samnites croyoient voir étinceller les yeux des Romains, comme des chandelles allumées. Nic. Olahus dit que les ſoldats en garniſon dans la ville d'Aquilée aſſiégée par Attila, ayant fait une ſortie ſur ce Monarque accompagné d'une petite eſcorte, ils crurent voir ſaillir de ſes yeux des bluettes de feu; ce qui les ſurprit tellement qu'ils ſe déterminerent à une prompte retraite. Pline (chap. 67. des homm. ill.) & Plutarque en la vie de Marius diſent que les Minturniens ayant envoyé un homme pour tuer ce Général, cet aſſaſſin fut tellement frappé & intimidé de la nobleſſe & de la fierté de ſon regard, qu'il s'en retourna bien vîte, ſans s'être mis en devoir d'exécuter la commiſſion, dont on l'avoit chargé.

Achille reprochoit à Agamemnon qu'il avoit des yeux de chien; comme s'il lui avoit dit qu'il étoit impudent. Mais quels devoient être ceux d'Achille pendant ſa colere? Si nous en croyons l'histoire, Sylla & Caton le Censeur avoient les yeux vifs, tâchés de rouge & presqu'étincellans.

De toutes les parties du corps humain, le visage est celle qui présente le plus de signes physionomiques, & de toute la face ce sont les yeux. Quand on les considere avec attention, on seroit tenté de dire, que l'œil est une boëte où l'ame fait sa résidence, où elle agit, & qu'à la faveur de la transparence de cette boëte, on y voit tous ses mouvemens, & toutes ses opérations. On peut aisément en juger dans les différentes positions de l'œil, des paupieres & des sourcils relatives aux passions & aux affections qui donnent de l'activité à l'ame saine ou malade. C'est par les yeux soit activement soit passivement, que les beautés dans tous les genres produisent leurs effets. Les yeux obéissent à toutes les impressions des maladies de l'ame, & les décelent très-clairement; ce qui a fait dire figurativement des hommes, qu'ils ont l'*œil malin*, ou qu'ils l'ont *bon* suivant les dispositions de leur ame. Cicéron regardoit la face comme le tableau de l'ame & les yeux comme le miroir où elle se montroit à découvert. (Epist. 6.) On peut voir les différens effets de la jalousie, de l'envie, de la colere & des autres maladies ou affections de l'ame sur les yeux dans le détail des signes physionomiques des passions.

On croyoit, & l'on pense encore en divers pays que la physionomie indique si bien les affections de l'ame que certaines loix civiles ont ordondonné que de deux hommes accusés du même crime, celui ont la physionomie est plus désagréable, doit être appliqué le premier à la torture; parce que les Jurisconsultes ont, en fait de crimes, regardé le plus laid, ou le moins bien facé, comme le plus suspect. Cicéron a employé cettte présomption contre Verrès, contre Vatinius, Pison, Marc-Antoine & plusieurs autres. Il est vrai que, soit instinct naturel, soit préjugé d'éducation, toute personne laide, difforme de visage ou des autres parties du corps, passe dans notre esprit pour avoir aussi l'ame difforme. Peut-être aussi que l'expérience a prouvé que, généralement parlant, tout homme disgracié de la nature quant au corps, est ordinairement disgracié du côté de l'ame. Ce n'est pas d'aujourd'hui, que l'on a pensé ainsi sur cet article; puisque nous lisons dans le recueil des épigrammes Grecques le distique suivant traduit en Latin:

Pes tibi quod claudus, quod clauda per omnia sit mens,
Exterius detegunt extera signa malum.

De ce que votre pied boite, de ce que vous avez la jambe de travers, nous avons raison de conclure que votre ame est défectueuse; car les difformités du corps indiquent & décelent des difformités de l'ame. „Toutes choses ont leur signe „distinctif, & quelque chose qui les découvre, quoi-„que cachées, disoit Séneque (Épit. 115.) un rien „est suffisant pour faire connoître ce qu'un homme „pense, ou du moins, conjecturer ses mœurs. La

„démarche, la contenance, le mouvement des „bras & des mains, un doigt porté à la tête, un „coup-d'œil, un mot, le ton de la voix découvre „l'homme. On connoît un méchant homme à son „rire, un imbécille & un fou à leur maintien & à „leur contenance, & toutes les imperfections de „l'ame ou de l'esprit ont leurs signes extérieurs sur „le corps.„

Ceci fait le contraste ou l'antithese de ce que nous avons vu ci-devant sur l'impression favorable que fait un beau visage, une belle stature, & un air noble. Il est vrai qu'un corps de belle taille, bien proportionné & de belle figure, prévient très-favorablement pour celui qui en a été favorisé de la nature: on lui suppose apparemment une belle ame, puisqu'on se sent porté à se lier d'amitié & d'intérêt avec lui, ce que l'on ne feroit pas, si l'on en pensoit autrement. Paul Jove (*) le prouve par l'exemple de Sforce le Grand. Ce Prince, dit-il, étoit d'une grande taille, très-bien proportionnée; il avoit l'air noble & si gracieux, que mêlé parmi un nombre de Seigneurs, habillé de même étoffe & de même couleur, les paysans qui le voyoient pour la premiere fois, ou même lorsqu'ils le rencontroient seul, sans le connoître de nom, le saluoient comme leur Prince, avec tout le respect & la vénération possible. Charlemagne fut un Prince magnanime & doué des plus excellentes

(*) Vie de Sforce le Grand.

qualités de l'esprit & du cœur. Turpin, Archevêque de Reims, rapporte qu'il n'avoit qu'à se montrer pour imprimer le respect, & se concilier la bienveillance des peuples (*); il ajoute qu'il avoit les cheveux châtains, la face bien colorée, la taille bien prise, l'air noble & le regard austere; qu'il avoit plus de sept pieds de haut, la quarrure large, le ventre bien relevé, des bras gros, ainsi que les cuisses, les membres nerveux, les muscles saillans & robustes; sa face avoit un pan, ou un pied & demi de longueur, sa barbe un pied, son nez demi pied ou peu s'en faut, son front près d'un pied, ses sourcils demi pied; il avoit des yeux de lion, étincelans comme des escarboucles. Les statues de Charlemagne, que l'on voit encore à Fulde, à Nuremberg & dans quelques autres lieux, représentent, à la vérité, cet Empereur, comme ayant été de la plus haute taille; mais on ne remarque pas dans son visage & dans les autres parties de son corps ces proportions gigantesques dont Turpin fait le détail. Crantzius (**) & d'autres Historiens disent simplement que ce Monarque étoit haut de sept pieds, avoit la tête ronde, de grands yeux vifs, un nez fort long, l'air assuré, le maintien & le propos gais, la voix forte & nette, la démarche ferme, de l'embonpoint, le ventre gros & le cou court: que cette disposition du corps indiquoit

S 2

(*) Hist. Chap. 20.
(**) Liv. 2. de l'Hist de Saxe.

en ce Prince un caractere magnanime, excellent & généreux (*); suivant la remarque de St. Ambroise, qui dit que la beauté du corps est l'image de celle de l'ame. Louis IX. Roi de France, surnommé Saint, à cause de ses rares vertus & de ses grandes qualités, étoit un des beaux hommes de son siecle. Paul Émile (**) nous le représente prisonsonnier en Égypte, malade au lit, mais néanmoins avec un visage rayonnant de majesté, & ayant un air si plein de noblesse & de douceur que les soldats ses ennemis, après avoir assassiné leur propre Sultan, & venant à lui le sabre nud, pour le contraindre à signer les propositions qu'on lui avoit faites pour sa liberté, furent tellement frappés & prévenus en sa faveur, sitôt qu'ils l'eurent envisagé, que leur fureur s'evanouit, & qu'ils le traiterent avec beaucoup de respect. Pandolphe Collenuchio, (dans son hist. de Naples, l. 6.) dit d'Alfonse Roi d'Arragon, qu'ayant été fait prisonnier, dans un combat naval livré par les Génois, il avoit un air si respectable, une physionomie si prévenante, que même prisonnier, en quelque lieu qu'il se trouvât, & qu'on le conduisît, il parloit, il commandoit, il étoit obéi, comme s'il étoit le vainqueur. L'historien Arnoul Ferron & beaucoup d'autres disent à peu près la même chose de François premier, Roi de France, après qu'il eut perdu

(*) *Au second livre des Vierges.*

(**) Hist. liv. 7.

ſa liberté à la bataille de Pavie. Ferron rapporte à cette occaſion une ſingularité remarquable, qu'on ne ſera pas fâché de trouver ici. „Après la bataille, dit-il, le Roi priſonnier, entrant dans Piziqueton, témoigna vouloir parler au Duc de Bourbon & au Comte de Lannoy, & les pria de ne pas lui refuſer la demande qu'il alloit leur faire; ils le lui promirent, quoiqu'ils ignoraſſent quel en étoit l'objet. Donnez ordre, leur dit François I, donnez ordre que les ſoldats Italiens ne touchent point aux Pages François; qu'ils rendent tous ceux qui ſont Eſpagnols par échange pour d'autres ſoldats. Ce fut pour pourvoir à leur honneur. En conſéquence Bourbon & de Lannoy firent publier un ordre à ce ſujet dans tout le camp. De ſorte que ſix cens beaux jeunes Gentils-hommes furent rendus aux Eſpagnols. C'étoit fait de toute cette fleur Françoiſe ſi la prudente prévoyance du Roi ne l'eût garantie."

Michel de Montaigne (liv. 3. ch. 12.) s'exprime dans les termes ſuivans au ſujet d'une belle phyſionomie & de ſes avantages. „Il y a des „phyſionomies favorables: & en une preſſe d'en„nemis victorieux, vous choiſirez incontinent par„mi des hommes incognus, l'un plus tôt que l'au„tre, à qui vous rendre & fier votre vie: & non „proprement par la conſidération de la beauté. . . . „Il ſemble qu'il y aît aucuns viſages heureux, d'au„tres malencontreux: & crois qu'il y a quelque „art à diſtinguer les viſages débonnaires des niais,

„les séveres des rudes, les malicieux des chagrins, „les dédaigneux des mélancoliques, & telles autres „qualités voisines. Il y a des beautés non fieres „seulement, mais aigres: il y en a de douces, & „encore au delà fades. D'en pronostiquer les avan„tures futures, ce sont matieres que je laisse indé„cises. J'ai pris, comme j'ai dit ailleurs, bien „simplement & creuement pour mon regard, ce „précepte ancien: que nous ne saurions faillir à „suivre nature: que le souverain précepte, c'est de „se conformer à elle. Je n'ai pas corrigé comme „Socrates, par la force de la raison, mes comple„xions naturelles: & n'ay aucunement troublé par „art mon inclination: Je me laisse aller, comme „je suis venu. Je ne combats rien .... Cette „raison qui redresse Socrates de son vicieux ply, le „rend obéissant aux hommes & aux Dieux qui com„mandent en sa ville: courageux en la mort, non „parce que son ame est immortelle, mais parce „qu'il est mortel.

„.... J'ai une apparence semblable, & en forme, & en interprétation

Quid dixi habere me? imo habui Chreme:
Heu tantum attriti corporis ossa vides!

„& qui fait une contraire montre à celle de „Socrates. Il m'est souvent advenu, que sur le „simple crédit de ma présence, & de mon air, des „personnes qui n'avoient aucune connoissance de „moi, s'y sont grandement fyées; soit pour leurs „propres affaires, soit pour les miennes. Et en

„ay tiré és pays estranges des faveurs singulieres & „rares. Mais ces deux expériences valent à l'ad- „venture, que je les récite particulierement. Un „quidam délibéra de surprendre ma maison & „moi. Son art fut d'arriver seul à ma porte, & „d'en presser un peu instamment l'entrée. Je le „connoissois de nom, & avois occasion de me „fier de lui, comme de mon voisin, & aucune- „ment mon allié.

„Je lui fis ouvrir comme je fais à chacun. Le „voyci tout effroyé, son cheval hors d'haleine, „fort harassé. Il m'entretint de cette fable: qu'il „venoit d'être rencontré à une demie lieue de là, „par un sien ennemi, lequel je connoissois aussi, „& avois ouy parler de leur querelle: que cet en- „nemi lui avoit merveilleusement chaussé les espe- „rons: & qu'ayant été surpris en desarroy, & plus „foible en nombre, ils s'estoit jetté à ma porte à „sauveté: qu'il étoit en grand-peine de ses gens, „lesquels il disoit tenir pour morts, ou prins. J'es- „sayai tout naïfvement de le conforter, asseurer & „rafreschir. Tantôt voila quatre ou cinq de ses „soldats, qui se présentent en mesme contenance & „effroy pour entrer, & puis d'autres encore après, „bien équippez & bien armez: jusques à vingt-cinq „ou trente, feignans avoir leur ennemy aux talons.

„Ce mystere commençoit à taster mon soup- „çon. Je n'ignorois pas en quel siécle je vivois, „combien ma maison pouvoit être enviée, & avois „plusieurs exemples d'autres de ma cognoissance à

„qui il étoit mesadvenu de même. Tant y a que „trouvant qu'il n'y avoit point d'acquest d'avoir „commencé à faire plaisir, si je n'achevois, & ne „pouvois me défaire sans tout rompre, je me las-„say aller au parti le plus naturel, & le plus sim-„ple, comme je fais toujours, commandant qu'ils „entrassent. Aussi à la vérité je suis peu deffiant „& soupçonneux de ma nature. Je panche volon-„tiers vers l'excuse & l'interprétation plus douce. „Je prends les hommes selon le commun ordre, & „ne crois pas leurs inclinations perverses & desnatu-„rées, si je n'y suis forcé par grand tesmoignage, „non plus que les monstres & les miracles. Et suis „homme en outre, qui me commets volontiers à „la fortune, & me laisse aller à corps perdu entre „ses bras: de quoy jusques à ceste heure, j'ay eu „plus d'occasions de me louer que de me plaindre; „& l'ay trouvée & plus avisée & plus amie de mes „affaires que je ne suis. . . . . Ceux-cy donc se „tinrent à cheval en ma cour, & leur chef avec „moi dans ma salle, qui n'avoit voulu qu'on esta-„blast son cheval, disant avoir à se retirer incon-„tinent qu'il auroit eu nouvelles de ses hommes. „Il se vit maistre de son entreprise: & n'y restoit „sur ce point que l'exécution. Souvent depuis il „a dit que mon visage & ma franchise lui avoient „arraché la trahison des poings. Il remonte à che-„val, ses gens ayant continuellement les yeux sur lui, „pour voir quel signe il leur donneroit: bien eston-„nez de le voir sortir & abandonner son avantage. „

Montaigne raconte diverſes autres circonſtances fâcheuſes & très-critiques pour ſa vie, ou pour ſa fortune, dans lesquelles il penſe avoir dû ſon ſalut *à ſon viſage, franchiſe, liberté & fermeté de ſes paroles.* C'eſt en effet dans les traits du viſage que conſiſte plus eſſentiellement la phyſionomie, & ſurtout dans les yeux. C'eſt dans leur maniere d'être que l'on reconnoît la douceur ou la dureté de caractere, la franchiſe & la fourberie, l'amour & la haine, ainſi que toutes les paſſions qui en dépendent.

Le viſage eſt la partie du corps, où la beauté a fixé ſon empire. Auprès de beaucoup de perſonnes elle a un tel crédit, qu'elle couvre à leurs yeux toutes les imperfections du corps, & que, dans celui-ci, rien ne paroît beau, quand le viſage eſt laid. Mais, quelque bien proportionnés, & quelque beaux que ſoient les traits du viſage, ſi l'œil ne parle pas, on les contemple, on les admire même, mais une telle beauté eſt celle d'une ſtatue.

Art. IV.
De la Vieilleſſe.

Il y a peu de vieillards qui faſſent déſirer d'égaler leur âge; les infirmités du corps, celles de l'eſprit les abſorbent; ils végetent plutôt qu'ils ne vivent; leur état bien apprécié eſt pire que la mort même. Cette poſition ſi déſagréable eſt-elle ſans remede? Je ne le crois pas. Il y en a de deux ſortes, les remedes de précaution & les remedes du tems, ou de la néceſſité. Les remedes de précaution ſe réduiſent à deux, la ſobriété & la modération; la ſobriété prévient les maux du corps, & la modération ceux de l'eſprit. Le petit nombre de vieillards, qui excitent notre émulation, eſt compoſé de gens qui ont été ſobres, qui n'ont point fait d'excès, ou qui en ont fait peu, qui vivent depuis longtems en s'obſervant. Le *plus occidit gula quam gladius* ſe vérifie tous les jours; ſi l'on ne meurt pas trop tôt pour manger trop, on vit languiſſament; l'on ne doit qu'à une force de tempérament peu commune une exiſtence traînante, qui fatigue plus qu'elle n'amuſe ceux qui en jouiſſent encore. Il n'y a point de vieilleſſe ſupportable pour ceux qui ont fait leur Dieu de leur ventre. Il y a des excès qui attaquent encore plus immédiatement les principes de la vie & auxquels la ſobriété doit s'étendre, ſi l'on veut ſe procurer une vie ſaine. On ne peut prévoir ſans doute tous les maux; auſſi je ne parle que de ceux qui dépendent de notre conduite & il y en a beaucoup. On paye chérement dans la vieilleſſe les excès de la jeuneſſe; il faut, dit on, être vieux de bonne heure, ſi l'on veut vivre longtems; c'eſt à dire qu'on ne ſauroit être ſobre trop tôt; les infirmités de l'eſprit tiennent à celles du corps, en dépendent ſouvent, comme des ruiſſeaux de leurs ſources; unis enſemble, ils devroient concourir à leur bonheur mutuel. Le corps au contraire fait la guerre à l'eſprit, l'eſprit uſe le corps à ſon tour; c'eſt à qui en fera le plus pour ſe nuire; ils ſe détruiſent l'un l'autre. La modération ſeroit le principe de leur conſervation, s'il étoit celui de leur conduite réciproque. On met tout en doute aujourd'hui pour favoriſer ſes paſſions, on demande ſi la modération dépend de nous; c'eſt demander ſi nous jouiſſons de la liberté? L'un n'eſt pas plus douteux que l'autre; notre expérience nous l'aſſure. Quelque vif, quelque impétueux que ſoit notre ſang, il n'a de pouvoir ſur notre ame que celui qu'elle lui donne. Les penchans, les goûts, les paſſions ſont néceſſaires, dépendent de notre conſtitution animale; mais leurs effets, leurs productions ſont l'ouvrage de notre ame, libre de les admettre comme de les rejetter. Celui qui ſait ſe ſurmonter eſt plus grand que celui qui ſurmonte ſes ennemis; gloire obſcure, ſi l'on veut, mais gloire ſolide, qui donne plus de ſatisfaction à l'ame que n'en peuvent avoir celles des conquérans. Scipion fut plus grand en rendant à Indibilis la beauté qui lui étoit deſtinée que dans la défaite d'Annibal. Qu'on ne diſe pas que c'eſt uſer ſes reſſorts que de ſe vaincre ainſi; un moment de foibleſſe, d'abandon à quelque paſſion, leur eſt plus déſavantageux qu'une année ſuivie de pluſieurs victoires. L'empire de la vertu ſur les hommes nés pour elle, eſt ſi grand, qu'elle rend ſains les corps mêmes, dont elle gouverne les ames. Il n'y a point de ſpectacle plus touchant, plus digne d'admiration aux yeux des Sages, que celui d'un homme maître de lui-même; ſemblable à ce cocher habile, qui tient dans sa main les rênes de ses chevaux fougueux pour reprimer leurs mouvemens & les diriger à son gré, il ne détruit pas ses passions, aussi indestructibles que son être, qui ne finiront qu'avec lui; il en use comme il lui plait, il les maitrise & n'en est jamais maitrisé. Un homme de cette espece se prépare une vieillesse heureuse, digne de la venération de ceux qui en sont les témoins. Tel étoit le vieillard dont Cicéron fait l'éloge; l'expérience des affaires le rend encore utile à sa patrie, le témoignage d'une bonne conduite répand la sérénité sur son visage, & son ame exempte des rides de l'âge, si je puis parler ainsi, rend celles de son front moins tristes & moins révoltantes; il est l'image de la sagesse que le tems a enrichie de connoissances précieuses. On vient puiser auprès de lui des leçons pour tous les âges & pour tous les temps; sa présence en impose, elle prêche la sobriété & la modération avec plus de succès que les livres. On espere qu'il ne devra sa fin qu'à l'inflexibilité de la loi qui ordonne à tous les hommes de mourir; elle fera le deuil de sa famille, de sa patrie & de la nation entiere.

Quelle différence de cette vieillesse ainsi prévue & amenée à sa perfection par les remedes de précaution dont j'ai parlé, avec cette vieillesse infirme de corps ou d'esprit, ou de tous les deux ensemble, à qui il faut des remedes de nécessité, parce qu'elle n'a pas usé des autres? Où les trouver? De quelle utilité seront-ils vis-à-vis une ame affoiblie par les paſſions qui l'ont agitée, & par les maladies qui la fatiguent, qui occupent toute ſon attention? La puſillanimité ajoute à ſon malheur; elle craint tout ce qui l'environne; le paſſé lui donne de l'humeur, le préſent la tourmente, l'avenir l'inquiete; malheureux jouet de ſes paſſions, elle en devient la victime, elle tourne à tous les vents, elle oublie ce qu'elle a promis comme ce qu'elle a refuſé; chaque jour voit augmenter ſa foibleſſe; le plus malhonnête homme la ſéduit plutôt que le plus ſage, parce qu'il emploie la ruſe & qu'il épie les momens d'en triompher. L'intérêt & non l'amour veille à la porte de ce vieillard; on eſt plus attentif à ce qu'il dit & à ce qu'il fait qu'à ce qu'il ſouffre; on en a ſoin par vanité; on murmure de ſa lenteur à mourir; les craintes l'ont avili aux yeux de ceux qui l'environnent. Il eſt devenu inſupportable, parce qu'il ne ſait rien ſupporter: on ſoupire après le moment qui décidera de ſon ſort; il n'a rien qui dédommage du ſpectacle humiliant qu'il donne; ceux qui ne le voient pas, ſont les ſeuls qui le plaignent & qui ſont ſuſceptibles de quelque pitié; il n'a rien fait d'aſſez bon pour être loué; il a été foible toute ſa vie, il meurt comme il a vécu.

Les remedes de néceſſité n'ont point de priſe en pareil cas. Comment les employer? Le courage n'eſt plus de ſaiſon; toutes les portes de l'ame ſont fermées; on ne peut y faire entrer aucune de ces idées fortes & lumineuſes, qui la ſoutiennent, qui lui montrent la vérité, qui la détachent de tout ce qui est périssable pour l'unir uniquement à l'Être qui l'a formée, & dont elle attend sa véritable destinée. La crainte de la mort ne devroit occuper que ceux qui ont mal vécu. Comment une loi universelle peut-elle étonner ceux qui y sont soumis avec tout le monde? Comment a-t-on pu n'y pas penser en en voyant tous les jours la preuve la plus terrible. Si cette terreur si générale ne regarde que l'avenir, n'avons-nous pas une religion qui rassure ceux qui l'implorent & qui se jettent entre ses bras? N'offre-t-elle pas encore plus à espérer qu'à craindre lors qu'on écoute sa voix? C'est la faute des hommes s'ils meurent mal avec tous les secours qu'ils ont pour mourir bien. Malheur à ceux que ce moment redoutable surprend sans être prévu suivant les principes de la religion & de la raison.

Art. V.
Des Sexes.

Les hommes & les femmes sont des êtres dont l'union fait la durée du monde & en feroit le bonheur, si elle étoit mieux entendue, mieux réglée. Les avantages & les inconvéniens qui en résultent, ne sont pas de mon ressort; il n'est question ici que des maladies générales de leur ame dépendamment de leur état.

La constitution, l'éducation & l'habitude, en rendant les hommes plus forts & plus robustes, les rendent néceſſairement plus ſuſceptibles des grandes paſſions; la ſeule dont je n'ai pas parlé, & qui ne caractériſe que trop les hommes, eſt la dureté, la férocité, & tous les excès qui en ſont la ſuite. Les femmes, par les mêmes principes, ont moins de force & ſont ſuſceptibles d'une infinité de foibleſſes qui font la honte ou le malheur de leur vie, & quelquefois les deux enſemble. Diſons un mot de ces maladies oppoſées, qui tourmentent les uns & les autres, qu'il paroît facile de guérir & encore mieux de prévenir, ſi l'on y penſoit de bonne heure.

A qui devons-nous ces monumens redoutables de la cruauté, ces ſupplices effrayans, ces dévaſtations affreuſes, ces incendies donnés en ſpectacle à des cœurs barbares? qui a ſuſcité les guerres? qui a inventé ces inſtrumens de deſtruction plus promte, plus efficace, plus univerſelle?

O hommes, que votre gloire eſt affreuſe! qu'elle eſt honteuſe, lorſque vous la mettez à détruire vos ſemblables! Quel eſt ce génie rare par l'aſſemblage de tout de qualités, de tant de talens étonnés de ſe trouver réunis? que lui manquoit-il pour être un grand homme? L'humanité; il a déchiré ce lien ſacré, qui fait des freres de tous les hommes; il a teint de ſang tous ſes lauriers, il en a fait verſer autant que de larmes; elle lui reproche des milliers d'hommes qu'il a immolés à un phantome de gloire; elle efface ſon image du ſanctuaire où ſes premieres vertus l'avoient placé. Dans l'impoſſibilité de réparer les maux qu'il a faits, puiſſe-t-il en rougir à ſes propres yeux & venger les hommes par ſes regrets d'en avoir été le fléau, lorſqu'il pouvoit en être l'amour! Les héros de ſon eſpece ont des reſſources inconnues au reſte des humains: qui ſait s'il ne ramenera pas l'univers à l'admiration de ſes vertus?

Dans des poſitions moins élevées & par conſéquent moins dangereuſes par les effets de la dureté & de la férocité, que ne doivent pas ſe reprocher ſur cet article les hommes du ſecond & même du dernier ordre de l'État? Quelle cruauté n'exercent-ils pas ſouvent ſur leurs femmes & ſur leurs enfans? combien abuſent-ils des droits que leurs donnent les loix qu'ils ont faites & dont ils ſont bien éloignés de ſuivre l'eſprit? Ils n'en prennent que ce qui les favoriſe. N'arrive-t-il pas une infinité de cas dans lesquels ceux qui en ſouffrent n'ont d'autre reſſource à employer que la triſte patience.

Celui qui regne dans ſa famille comme un pere tendre, qui remplit toute l'étendue de ce nom ſacré, éprouve un bonheur inconnu à la plûpart des peres.

Ce n'eſt pas toujours en s'abſtenant des actions dures & féroces qu'on attente aux devoirs de mari & de pere; quiconque ne travaille pas à la félicité de ſa famille eſt un barbare, qui ne préfere point ſon prétendu bien-être à celui de ſa femme & de ſes enfans, ſans avoir des remords ſupérieurs à ſa dureté; il a beau paroître inſenſible en les voyant

man-

manquer des choſes néceſſaires à la vie, il eſt plus malheureux qu'eux. Que dire de ceux qui emportés par leurs paſſions, ſacrifient leur propre ſang à la fureur du jeu & à la débauche, qui n'ont pas même l'inſtinct des animaux, plus occupés des êtres qu'ils ont mis au monde que de leur propre ſubſiſtance? Des peres de cette ſorte n'en méritent pas le nom; à la place des conſolations intérieures qu'il pourroit leur donner, il déchire leurs cœurs, il leur préſente ſans ceſſe les obligations de leur état & les contraventions de leur conduite; ils ſont bien loin d'être les confidens de leurs enfans, de ſe faire leurs meilleurs amis. On n'aime jamais bien ceux qui font toujours trembler; les enfans veulent être élevés durement pour le corps, mais doucement pour l'eſprit & pour le cœur; je n'ai point vu d'enfant un peu bien né qui ait été gâté par la douceur de l'éducation, & j'en ai vu des milliers que la dureté a perdus, qu'elle a rendus auſſi féroces que leurs peres; le ſentiment nait & ſe perfectionne dans les jeunes cœurs par le ſentiment même.

Les meres corrigent quelquefois la dureté des peres à l'égard de leurs enfans, mais s'en tiennent-elles à la corriger? Leur foibleſſe naturelle les porte au delà; leur timidité, leur ſenſibilité, leur défaut de principes ne connoiſſent preſque point de bornes; elles commettent autant de fautes par foibleſſe que les hommes par dureté. Ce qu'on appelle les femmes fortes ſont infiniment rares; il y en a encore moins que d'hommes doux & ſenſibles; les ſciences & les lettres adouciſſent quelquefois ces derniers; toute l'éducation des femmes tend à augmenter leur foibleſſe & leur ſenſibilité. Il ſemble qu'il n'y a rien de plus important à leur apprendre qu'à être aimables & à ſe faire aimer. Si une pareille occupation remplit leur ame, fait l'objet de leur attention, eſt-il merveilleux qu'elles ſoient foibles, futiles & dénuées de ces maximes eſſentielles qui doivent faire la baſe de leur état? Il eſt inutile de leur prêcher la modeſtie, la pudeur, l'honnêteté & le travail, qui en eſt le ſeul gardien, ſi l'on combat ces ſermons par d'autres, qui ſont bien plus de leur goût, & que la folie des meres met au deſſus de tout; elles ſont plus flattées de voir leurs filles adorées que vertueuſes. Il n'y a gueres de filles honnêtes que celles que la nature a faites ainſi ſans qu'on s'en ſoit mêlé; ce n'eſt point le but de leur éducation. Cette honnêteté même ſi précieuſe, quand elle s'y trouve, que deviendra-t-elle au milieu de la corruption générale, ſi elle n'eſt étayée de principes certains? Elle eſt attaquée de tant de façons qu'elle ne peut réſiſter ſans une eſpece de miracle. Le *caſta eſt quam nemo rogavit*, n'eſt malheureuſement que trop vrai; il ſeroit faux, ſi un travail opiniâtre dans les filles du commun, & des occupations capables d'attacher l'eſprit & de perfectionner le cœur dans les filles d'un plus haut étage, prévenoient les dangers auxquels elles ſont expoſées. La miſere dans celles-là, & la mollesse dans celles-ci augmentent leur foiblesse naturelle, & finissent par les rendre criminelles & malheureuses, ce qui est la même chose. Rien ne les dédommage de la sagesse, ni à leurs propres yeux ni à ceux des autres. Que de regrets n'ont-elles pas dans le déclin de l'âge? Elles ont recours à la dévotion, qui est une nouvelle preuve de leur foiblesse & de leur sensibilité; c'est plutôt fait d'être dévote que d'être vertueuse; elles s'attendrissent sur leurs fautes, elles en cherchent le pardon dans les vérités de la religion, qui tour à tour les touchent & les intimident. Cet état tenant plus de leur caractere & de leur tempérament que de la vraie sagesse, est-il surprenant que les dévotes fassent encore des fautes considérables, qu'une vertu solide leur auroit épargnées? est-il surprenant qu'elles se laissent dominer alors par des gens, qui abusent & qui profitent de leur foiblesse pour les mener à Dieu? On feroit croire ce que l'on veut à une femme, qui n'est que tendre & sensible. On ne fera croire que ce qu'on doit croire à une femme vraiment vertueuse. Il est commun de voir des dévotes sans vertu, il est rare de voir des femmes vertueuses sans dévotion. Le monde ne se trompe pas sur ce point, & s'il confond quelquefois la dévotion & la vertu, ce n'est pas qu'il n'en connoisse la différence, mais sa corruption & se plait est intéressée à ne trouver la vertu nullepart. Cette foiblesse & cette sensibilité au reste sont dignes d'éloge, quand, soutenues par la vertu, elles triomphent de la dureté des hommes; elles adouciſſent leurs mœurs, & ſont le charme de leur vie; ou quand fortifiées par la grace, & tournées vers Dieu, elles ſont ces ſaintes, que nous honorons, qui ſont des modeles de cet amour pur, le plus grand & le plus digne hommage que nous puiſſions rendre à la Divinité, qui nous le demande par ſes bienfaits, & qui l'exige par ſa loi.

ART. VI.

Des Conditions de la vie.

Il n'eſt pas douteux que comme les conditions de la vie impriment aux corps certaines habitudes qui les décelent, elles n'impriment auſſi à l'ame certaines maladies qui en dépendent, & auxquelles ſans une force d'ame peu commune il eſt difficile de ne pas participer.

Tous les établiſſemens humains ont leurs bonnes & leurs mauvaiſes qualités inhérentes, qu'on ne changera jamais, quoi qu'on faſſe; c'eſt au particulier à profiter des bonnes & à ſe garantir des mauvaiſes.

Il regne dans chaque corps, dans chaque profeſſion un eſprit qu'on reſpire de ſi bonne heure, auquel l'état habitue, qui a fait de ſi grands progrès, quand on examine s'il eſt bon ou mauvais, qu'il n'eſt plus poſſible de s'en détacher. Je ne parle que de ceux qui ont acquis aſſez de raiſon pour vouloir s'en défaire; car la multitude eſt entraînée & y croupit; c'eſt la cruche imbue ſi longtems d'une odeur, qu'on ne peut la dissiper. Le militaire a son point d'honneur, l'homme de robe sa dignité, le marchand son intérêt, l'homme d'Église ses privileges, le religieux la gloire de son ordre, le financier ses richesses; ces diverses conditions ont encore diverses branches qui dépendent du même tronc. Les arts ont aussi leurs habitudes; je ne parle pas de leur rivalité, qui rend ennemis ceux qui seroient faits pour s'aimer & pour s'aider mutuellement, si le bien public étoit leur objet; ou s'ils savoient se persuader, ce qui est vrai, que les louanges données à leurs confreres, réjaillissent sur eux-mêmes.

N'en est-il pas ainsi des conditions inférieures, qui sont sans nombre, & qui ont toutes leurs maladies particulieres? Le paysan, l'artisan, le valet & le pauvre sont asservis à des pratiques qui leur sont propres, & qui nuisent à leur profession. Je me perdrois dans les détails, & j'offenserois peut-être des gens que je ne voudrois qu'éclairer. Le foible de la condition est un point délicat, sur lequel il est dangereux de s'étendre; j'en ai indiqué les maux à la fin du troisieme article du chap. 1. du livre 2. Puissent-ils faire assez d'impression sur l'esprit pour qu'il en résulte quelque bien!

J'en dis de même des nations; tant de gens les ont définies, les ont caractérisées bien ou mal, qu'il seroit superflu d'y ajouter (*). Je crois avec

(*) Voyez le Traité de la Connoissance de l'homme moral par celle de l'homme physique, partie 2.

Mr. de Monteſquieu que le climat influe beaucoup ſur les divers caracteres des nations; je crois auſſi que le gouvernement & les mœurs qui en dépendent y ont tout autant de part; je n'en veux d'autre preuve que celle qui ſe tire de ces contrées où la molleſſe a ſuccédé à la bravoure, où la barbarie a remplacé l'urbanité même ſans que le climat ait changé; les révolutions qui arrivent chez un peuple, le rendent ſouvent méconnoiſſable. L'abondance de l'or tiré des entrailles de la terre, où la nature ſembloit l'avoir caché pour notre bonheur, a plus hâté la corruption des hommes que tout le reſte; il eſt devenu ſi néceſſaire qu'il eſt preſque plus honteux d'en manquer que d'être ingrat, parjure &c.

Si les hommes s'en étoient tenus aux échanges de leurs denrées, la bonne foi & le travail les auroient préſervés de bien des maux. Partons du point où nous ſommes; tirons-nous du puits où la mode nous a plongés; & au lieu de diſcuter ſur la façon dont nous y ſommes tombés, ne ſongeons qu'à ne pas nous y laiſſer noyer.

FIN.

Made in United States
Troutdale, OR
11/03/2026

56844521R00166